Yveline Sévrin

Patients adressés aux urgences par les médecins généralistes

Yveline Sévrin

Patients adressés aux urgences par les médecins généralistes

Motivations et comparaisons des médecins généralistes de Haute-Normandie pour adresser leurs patients aux urgences

Presses Académiques Francophones

Impressum / Mentions légales

Bibliografische Information der Deutschen Nationalbibliothek: Die Deutsche Nationalbibliothek verzeichnet diese Publikation in der Deutschen Nationalbibliografie; detaillierte bibliografische Daten sind im Internet über http://dnb.d-nb.de abrufbar.
Alle in diesem Buch genannten Marken und Produktnamen unterliegen warenzeichen-, marken- oder patentrechtlichem Schutz bzw. sind Warenzeichen oder eingetragene Warenzeichen der jeweiligen Inhaber. Die Wiedergabe von Marken, Produktnamen, Gebrauchsnamen, Handelsnamen, Warenbezeichnungen u.s.w. in diesem Werk berechtigt auch ohne besondere Kennzeichnung nicht zu der Annahme, dass solche Namen im Sinne der Warenzeichen- und Markenschutzgesetzgebung als frei zu betrachten wären und daher von jedermann benutzt werden dürften.

Information bibliographique publiée par la Deutsche Nationalbibliothek: La Deutsche Nationalbibliothek inscrit cette publication à la Deutsche Nationalbibliografie; des données bibliographiques détaillées sont disponibles sur internet à l'adresse http://dnb.d-nb.de.
Toutes marques et noms de produits mentionnés dans ce livre demeurent sous la protection des marques, des marques déposées et des brevets, et sont des marques ou des marques déposées de leurs détenteurs respectifs. L'utilisation des marques, noms de produits, noms communs, noms commerciaux, descriptions de produits, etc, même sans qu'ils soient mentionnés de façon particulière dans ce livre ne signifie en aucune façon que ces noms peuvent être utilisés sans restriction à l'égard de la législation pour la protection des marques et des marques déposées et pourraient donc être utilisés par quiconque.

Coverbild / Photo de couverture: www.ingimage.com

Verlag / Editeur:
Presses Académiques Francophones
ist ein Imprint der / est une marque déposée de
OmniScriptum GmbH & Co. KG
Heinrich-Böcking-Str. 6-8, 66121 Saarbrücken, Deutschland / Allemagne
Email: info@presses-academiques.com

Herstellung: siehe letzte Seite /
Impression: voir la dernière page
ISBN: 978-3-8416-2716-2

PLAN

PLAN 1
LISTE DES ABREVIATIONS 5
GLOSSAIRE 6
INTRODUCTION 7
  1. Origine du projet de l'étude 8
  2. Contexte démographique de l'étude 8
    2.1. Haute-Normandie 8
      2.1.1. Eure 8
      2.1.2. Seine-Maritime 9
    2.2. Médecins généralistes 9
      2.2.1. Démographie médicale au niveau national 9
      2.2.2. Démographie médicale au niveau régional 9
        2.2.2.1. Démographie médicale de l'Eure 10
        2.2.2.2. Démographie médicale de la Seine-Maritime 10
  3. Permanence des soins ambulatoires 10
  4. Services d'urgences : description et constats 11
    4.1. Définition de l'urgence 11
    4.2. Structures d'accueil des urgences en Haute-Normandie 12
    4.3. Activité des urgences 13
OBJECTIFS DE L'ETUDE 14
MATERIELS ET METHODES 15
  1. Population de l'étude 16
  2. Questionnaire 16
  3. Analyse statistique 18
RESULTATS 20
  1. Généralités 21
  2. Caractéristiques des médecins généralistes 22
    2.1. Age et sexe 22
    2.2. Département d'exercice 23
    2.3. Zone d'exercice 24
    2.4. Mode d'exercice 25
    2.5. Nombre d'années d'exercice en médecine générale 27
    2.6. Nombre d'actes hebdomadaires 28
    2.7. Participation à une FMC 29
    2.8. Présence d'une maison médicale multidisciplinaire 30
    2.9. Distance entre le cabinet du médecin généraliste et les différents plateaux techniques
       31
      2.9.1. Distance cabinet médical - CHU 31
      2.9.2. Distance cabinet médical - CH de proximité 32
      2.9.3. Distance cabinet médical - laboratoire de biologie 33
      2.9.4. Distance cabinet médical - cabinet de radiologie 34
  3. Patients adressés aux urgences 36
    3.1. Nombre de patients adressés aux urgences par semaine 36
      3.1.1. Généralités 36
      3.1.2. En fonction de l'âge du médecin généraliste 37
      3.1.3. En fonction du sexe du médecin généraliste installé 37
      3.1.4. En fonction du département d'exercice du médecin généraliste 38

1

3.1.5. En fonction de la zone d'exercice du médecin généraliste 39
3.1.6. En fonction du mode d'exercice du médecin généraliste 40
3.1.7. En fonction du nombre d'années d'exercice du médecin généraliste.........................40
3.1.8. En fonction du nombre d'actes hebdomadaires du médecin généraliste 41
3.1.9. En fonction de la participation à une FMC 42
3.1.10. En fonction de la présence d'une maison médicale multidisciplinaire 42
3.1.11. En fonction de la distance séparant le cabinet médical et les différents plateaux
techniques..43
    3.1.11.1. Distance cabinet médical - CHU 43
    3.1.11.2. Distance cabinet médical - CH de proximité 44
    3.1.11.3. Distance cabinet médical - laboratoire de biologie....................................44
    3.1.11.4. Distance cabinet médical - cabinet de radiologie 45
3.2. Patients adressés aux urgences lors des 30 derniers jours 46
3.2.1. Généralités 46
3.2.2. En fonction de l'âge du médecin généraliste 46
3.2.3. En fonction du sexe du médecin généraliste installé 47
3.2.4. En fonction du département d'exercice du médecin généraliste..................................48
3.2.5. En fonction de la zone d'exercice du médecin généraliste 48
3.2.6. En fonction du mode d'exercice du médecin généraliste 49
3.2.7. En fonction du nombre d'années d'exercice du médecin généraliste 50
3.2.8. En fonction du nombre d'actes hebdomadaires du médecin généraliste 50
3.2.9. En fonction de la participation à une FMC 51
3.2.10. En fonction de la présence d'une maison médicale multidisciplinaire 51
3.2.11. En fonction de la distance séparant le cabinet médical et les différents plateaux
techniques..52
    3.2.11.1. Distance cabinet médical – CHU..52
    3.2.11.2. Distance cabinet médical - CH de proximité 53
    3.2.11.3. Distance cabinet médical - laboratoire de biologie....................................53
    3.2.11.4. Distance cabinet médical - cabinet de radiologie 54
3.2.12. Régression logistique des caractéristiques des médecins prédictives de moins
d'envois aux urgences..55
3.2.13. Période de consultation du dernier patient adressé aux urgences lors des 30 derniers
jours...56
    3.2.13.1. Mode de consultation 56
    3.2.13.2. Heure de consultation 57
3.2.14. Médecin traitant ou non du dernier patient adressé aux urgences lors des 30 derniers
jours...59
4. Motifs de recours aux urgences du dernier patient adressé lors des 30 derniers jours 62
4.1. Hypothèses diagnostiques...62
4.1.1. Généralités 62
4.1.2. Hypothèses chirurgicales / médicales 62
4.1.3. Répartitions selon les spécialités...63
4.2. Types de recours aux urgences 65
4.2.1. Types d'urgences 65
    4.2.1.1. Besoin d'une hospitalisation..66
    4.2.1.2. Urgence : vitale, fonctionnelle, douleur 69
    4.2.1.3. Non urgent...71
4.2.2. Difficultés de moyens 72
    4.2.2.1. Avis spécialisés 73
    4.2.2.2. Examens de diagnostics spécifiques 74
    4.2.2.3. Immobilisation 76
    4.2.2.4. Suture 77

4.2.2.5. Rentabilité 77

4.2.3. Problèmes sociaux 79

4.2.3.1. Personne âgée à domicile sans proche 80

4.2.3.2. Aide à domicile insuffisante 82

4.2.3.3. Demande du patient ou de son entourage 84

4.2.3.4. Tierce personne dépassée par la charge de travail 86

4.2.3.5. Personne handicapée / invalide à domicile 88

4.2.3.6. Difficultés financières 90

4.2.4. Radiologie 90

4.2.4.1. Délais d'examens trop longs 91

4.2.4.2. Cabinet éloigné 92

4.2.5. Biologie 93

4.2.5.1. Délais d'examens trop longs 93

4.2.5.2. Laboratoire éloigné 95

4.2.6. Structures d'accueil 95

4.2.6.1. Hospitalisation directe 96

4.2.6.2. Sur conseils de spécialistes 97

4.2.6.3. HAD, moyen séjour, long séjour 98

4.2.7. Difficulté de temps 99

DISCUSSION 101

1. Caractéristiques des médecins généralistes 102

1.1. Age et sexe 102

1.2. Département d'exercice 102

1.3. Zone d'exercice 103

1.4. Mode d'exercice 103

1.5. Nombre d'année d'exercice en médecine générale 104

1.6. Nombre d'actes hebdomadaires 104

1.7. Participation à une FMC 104

1.8. Présence d'une maison médicale multidisciplinaire 105

1.9. Distance entre le cabinet du médecin généraliste et les différents plateaux techniques
.... 105

1.9.1 Distance cabinet médical - structures hospitalières 105

1.9.2. Distance cabinet médical - plateaux techniques de ville 106

2. Patients adressés aux urgences 106

2.1. Nombre de patients adressés aux urgences par semaine 106

2.2. Patients adressés aux urgences lors des 30 derniers jours 107

2.2.1. Généralités 107

2.2.2. En fonction des caractéristiques du médecin généraliste 107

2.2.2.1. Caractéristiques non significatives 107

2.2.2.2. Caractéristiques significatives 108

2.2.3. Période de consultation du dernier patient 108

2.2.3.1. Mode de consultation 108

2.2.3.2. Heure de consultation 109

2.2.4. Médecin traitant ou non du patient 110

3. Motifs de recours aux urgences du dernier patient lors des 30 derniers jours 110

3.1. Hypothèses diagnostiques 110

3.1.1. Généralités 110

3.1.2. Hypothèses chirurgicales / médicales 111

3.1.3. Répartition selon les spécialités 111

3.2. Types de recours aux urgences 112

3.2.1. Types d'urgences 112

3.2.1.1. Besoin d'une hospitalisation 112

3.2.1.2. Urgence : vitale, fonctionnelle, douleur 113
3.2.1.3. Non urgent 114
3.2.2. Difficultés de moyens 114
3.2.2.1. Avis spécialisés 114
3.2.2.2. Examens de diagnostics spécifiques 115
3.2.2.3. Immobilisation 115
3.2.2.4. Suture 115
3.2.2.5. Rentabilité 115
3.2.3. Problèmes sociaux 116
3.2.3.1. Personne âgée à domicile sans proche 116
3.2.3.2. Aide à domicile insuffisante 116
3.2.3.3. Demande du patient ou de son entourage 117
3.2.3.4. Tierce personne dépassée par la charge de travail 117
3.2.3.5. Personne handicapée / invalide à domicile 117
3.2.3.6. Difficultés financières 117
3.2.4. Plateaux techniques de proximité 118
3.2.4.1. Délais d'obtention tardifs 118
3.2.4.2. Plateaux techniques éloignés 118
3.2.5. Structures d'accueil 118
3.2.5.1. Hospitalisation directe 119
3.2.5.2. Conseillées par le spécialiste 119
3.2.5.3. HAD, moyen séjour, long séjour 120
3.2.6. Difficultés de temps 120
4. Perspectives pour diminuer le recours aux urgences par le médecin généraliste 121
5. Forces et limites de l'étude 122
CONCLUSION 123
BIBLIOGRAPHIE 124
ANNEXES 128

LISTE DES ABREVIATIONS

ARH : Agence Régionale d'Hospitalisation

BU : Bandelette Urinaire

CAPS : Centre d'Accueil des Premiers Soins

CH : Centre Hospitalier

CHU : Centre Hospitalo-Universitaire

CSMF : Confédération des Syndicaux Médicaux Français

DEP : Débit Expiratoire de Pointe

DREES : Direction de la Recherche des Etudes de l'Evaluation et des Statistiques

DU : Diplôme Universitaire

FMC : Formation Médicale Continue

HAD : Hospitalisation A Domicile

IC : Intervalle de Confiance

OD : Odd Ratio

PACA : Provence Alpes Côtes d'Azur

SAU : Service d'Accueil des Urgences

SFMU : Société Française de Médecine d'Urgence

GLOSSAIRE

Maison médicale de garde : lieu fixe déterminé de prestations de médecine générale, qui fonctionne uniquement aux heures de permanence des soins et assure une activité de consultation médicale non programmée. Elle répond à un besoin bien identifié et fonctionne sur la base d'un cahier des charges contractualisé avec la Mission Régionale de Santé.

Maison médicale multidisciplinaire : structure qui offre à la population, sur un même lieu, un ensemble de services de santé, principalement de premier recours regroupant des activités médicales et paramédicales, favorisant une prise en charge coordonnée.

INTRODUCTION

1. Origine du projet de l'étude

La Haute-Normandie présente une faible densité médicale par rapport aux moyennes nationales. Des problèmes de démographie médicale sont à venir au cours de ces prochaines années. Nous arrivons devant une discordance : les médecins généralistes réalisent de nombreux actes journaliers, avec une prise en charge ambulatoire la plupart du temps, et les urgences se disent débordées par des consultations ne relevant pas de leurs fonctions. Ces patients adressés aux urgences auraient pu être traités en ambulatoire. Cette étude permettra, je l'espère, d'éclairer la situation du point de vue des médecins généralistes.

2. Contexte démographique de l'étude

2.1. Haute-Normandie

La Haute-Normandie est composée de deux départements : l'Eure et la Seine-Maritime, représentant 1 816 716 habitants.[19, 20]

2.1.1. Eure

L'Eure a une superficie de 3 850 km^2 avec une population de 572 105 habitants au 1er janvier 2010, soit 148 habitants/km^2.[19] La préfecture est Evreux et les sous-préfectures sont Bernay et Les Andelys. Au classement du nombre d'habitants par département en France, l'Eure est 43ème sur 101 départements.[14] Par ordre alphabétiquement, l'Eure porte le numéro 27.

2.1.2. Seine-Maritime

La Seine-Maritime a une superficie de 6 278 km^2 avec une population de 1 244 611 habitants au 1er janvier 2010, soit 198 habitants/km^2.[20] La préfecture est Rouen et les sous-préfectures sont Le Havre et Dieppe. Au classement du nombre d'habitants par département en France, il est 12ème sur 101 départements.[14] Par ordre alphabétiquement, la Seine-Maritime porte le numéro 76.

2.2. Médecins généralistes

Le Conseil de l'Ordre des Médecins différencie les médecins généralistes et les médecins généralistes spécialistes depuis 2007.[2, 11] Pour simplifier, ces deux qualificatifs sont regroupés sous le terme de médecins généralistes.

2.2.1. Démographie médicale au niveau national

En janvier 2009, les médecins actifs étaient au nombre de 203 334 dont 98 646 médecins généralistes. 94 627 médecins généralistes ont une activité régulière hors liste spéciale avec une féminisation de 38,6%. 64 117 médecins généralistes ont tout ou partie de leur activité en libéral, soit 67,8 % des médecins généralistes. La densité médicale est de 160 médecins généralistes pour 100 000 habitants. Leur moyenne d'âge est de 50,5 ans.[11]

Les médecins remplaçants représentent 5% des médecins inscrits soit 9 999 médecins remplaçants avec une moyenne d'âge de 46 ans (43 ans pour les femmes et de 49 pour les hommes).[11]

2.2.2. Démographie médicale au niveau régional

La Haute-Normandie comprend 2 373 médecins généralistes d'activité régulière hors liste spéciale avec une féminisation de 37,5% et un exercice libéral de 62%. La densité médicale est de 130,6 médecins généralistes pour 100 000 habitants. Leur moyenne d'âge est de 51 ans.[11]

2.2.2.1. Démographie médicale de l'Eure

Le département de l'Eure comprend 605 médecins généralistes d'activité régulière hors liste spéciale avec une féminisation de 33,2% et un exercice libéral de 68%. La densité médicale est de 105,7 médecins généralistes pour 100 000 habitants. Leur moyenne d'âge est de 51,5 ans.[11]

2.2.2.2. Démographie médicale de la Seine-Maritime

Le département de Seine-Maritime comprend 1768 médecins généralistes d'activité régulière hors liste spéciale avec une féminisation de 39% et un exercice libéral de 60%. La densité médicale est de 142 médecins généralistes pour 100 000 habitants. Leur moyenne d'âge est de 51 ans.[11]

3. Permanence des soins ambulatoires

En 2005, la permanence des soins a été réorganisée. Les principales dispositions du décret stipulent une permanence des soins en dehors des heures d'ouverture des cabinets, soit de 20h à 8h les jours ouvrés ainsi que les dimanches et jours fériés de 8h à 20h. La sectorisation peut varier en fonction des périodes de l'année et des périodes de la permanence des soins (avant minuit, après minuit, dimanches et jours fériés). L'accès au médecin de permanence fait l'objet d'une régulation préalable par le centre 15 ou d'un appel au standard d'une association de permanence des soins, dans la mesure où celui-ci est interconnecté avec le centre 15.[12]

En Seine-Maritime, l'arrêté préfectoral du 31/08/2005 organise la permanence des soins en 34 secteurs jusqu'à minuit. Dans l'Eure, l'arrêté préfectoral du 21/10/2005 organise la permanence des soins en 12 secteurs.[27]

La région compte 10 maisons médicales de garde, toutes situées en Seine-Maritime (Rouen, Petit-Quevilly, Le Havre, Dieppe, Déville-lès-Rouen, Fontaine-le-Bourg, Tôtes, Yvetot, Neufchâtel-en-Bray et Barentin).[1]

L'ancien CAPS de Neufchâtel en Bray associe médecine de ville et hôpital en assurant un accueil de médecine générale non programmée 24h/24h.

4. Services d'urgences : description et constats

4.1. Définition de l'urgence

Le Conseil de l'Ordre propose comme définition que «ne devraient être qualifiées d'urgences que les seules situations médicales qui, faute d'une réponse adaptée, mettraient en péril la sécurité du patient…».[26] Cette définition exclut les urgences ressenties par le patient ou son entourage.

En revanche, une autre définition est proposée par les Unions Régionales des Médecins en Exercice Libéral dans le livre blanc sur la permanence des soins en 2001 : «tout ce qui peut être ressenti par le patient comme exigence de soins ne pouvant souffrir le retard».[35]

4.2. Structures d'accueil des urgences en Haute-Normandie

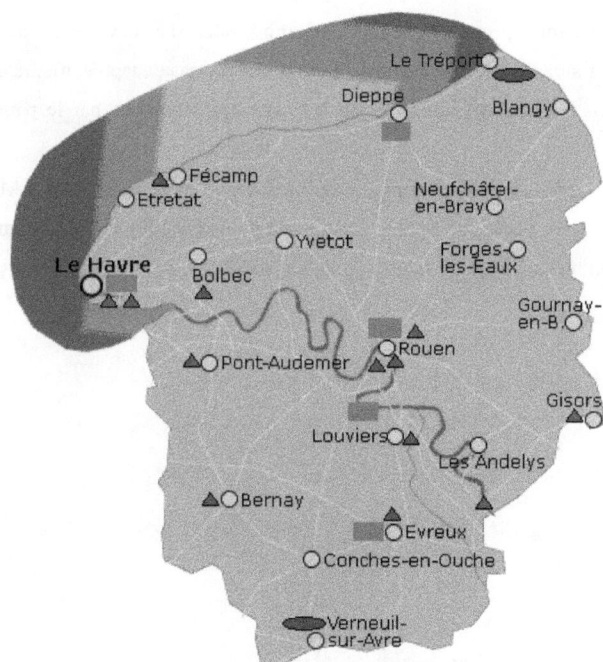

Le Tréport
Dieppe
Blangy
Fécamp
Etretat
Neufchâtel-en-Bray
Yvetot
Forges-les-Eaux
Le Havre
Bolbec
Gournay-en-B.
Pont-Audemer
Rouen
Gisors
Louviers
Les Andelys
Bernay
Evreux
Conches-en-Ouche
Verneuil-sur-Avre

■ Centre Hospitalier de référence

▲ Service d'urgences avec plateau technique

⬬ Service d'urgences sans plateau technique

Carte 1 : Répartition des structures de Haute-Normandie accueillant les urgences

D'après l'ARH, la région est découpée en 4 territoires sanitaires : Rouen/Elbeuf, Le Havre, Dieppe et Evreux/Vernon. Les centres hospitaliers de référence avec un service d'urgences sont situés au CHU de Rouen ainsi que sur le site des Feugrais du CHI Elbeuf-Louviers pour le territoire sanitaire Rouen/Elbeuf, sur le site de Monod du groupe hospitalier du Havre pour le territoire

12

sanitaire du Havre, au centre hospitalier de Dieppe pour le territoire sanitaire de Dieppe et sur le site d'Evreux du CHI Eure-Seine pour le territoire sanitaire Evreux/Vernon.[1]

D'autres structures accueillent des urgences avec un plateau technique en imagerie, biologie et des unités de chirurgie et/ou de médecine, situées à l'hôpital Saint Julien, à la clinique du Cèdre, à la clinique de l'Europe et à l'hôpital de Louviers pour le territoire sanitaire Rouen/Elbeuf, aux centres hospitaliers de Fécamp, Pont-Audemer et Lillebonne ainsi qu'à la clinique des Ormeaux et de l'Estuaire (ancien Petit Colmoulin et François Premier) pour le territoire sanitaire du Havre, aux centres hospitaliers de Bernay et de Gisors, sur le site de Vernon du CHI Eure-Seine ainsi qu'à la clinique Pasteur pour le territoire sanitaire d'Evreux/Vernon.

Deux établissements de proximité accueillent des urgences sans plateau technique au centre hospitalier de Verneuil-sur-Avre pour le territoire sanitaire d'Evreux/Vernon et au centre hospitalier d'Eu pour le territoire sanitaire de Dieppe [**carte 1**].

4.3. Activité des urgences

Les services hospitaliers des urgences sont surchargés avec un temps d'attente de plus en plus long.

En 2000, ils ont enregistré 13 millions de passages contre 7,2 millions de passages en 1990.[36] Cependant, l'augmentation de l'activité semble se ralentir depuis 2000. La hausse d'activité était de + 0,4% en 2004 alors qu'elle était de + 4,5% de 1999 à 2002.[25]

Beaucoup de motifs de venue aux urgences ne relèvent pas des urgences : 8 patients sur 10 se présentant aux urgences ne sont pas des urgences vitales.[8] D'après la DREES, 80% des patients qui se présentent aux urgences retournent à domicile, après une simple consultation (16%) ou des examens complémentaires (65%).[6]

Le tri entre urgences relatives et cas non urgents est difficile pour le personnel paramédical. Pour utiliser l'accès aux soins des urgences à bon escient, il semblerait plus facile d'agir sur les médecins qui adressent des patients (contact direct, confraternité, conseil de l'ordre) que sur les patients aux mêmes (nécessité de campagnes de sensibilisation). Or, seulement 16 % des passages aux urgences sont dus à l'envoi par le médecin traitant et 7% suite à l'avis d'un médecin qui ne les suit pas régulièrement.[3] En 1998, 10% des patients se présentant aux urgences du CHU de Rouen étaient adressés par un médecin libéral.[24] D'après la DREES, effectivement, 75% des patients n'ont pas eu de contact médical avant de s'adresser aux urgences.[7] Une étude de la région PACA

13

confirme que 32,1% ont eu un contact préalable avec un médecin de ville avant leur arrivée aux urgences.[13]

OBJECTIFS DE L'ETUDE

- Identifier et analyser l'influence des caractéristiques des médecins généralistes (âge, sexe, département d'exercice, zone d'exercice, mode d'exercice, nombre d'années d'exercice en médecine générale, nombre d'actes hebdomadaires, participation à une FMC, présence d'une maison médicale multidisciplinaire, distance entre le cabinet médical et respectivement le CHU, le CH de proximité, le laboratoire de biologie et le cabinet de radiologie) sur les raisons qui les ont conduits à adresser leurs patients aux urgences hospitalières.

- Identifier et analyser les raisons (types d'urgences, difficultés de temps, difficultés de moyens, difficultés de structures d'accueil, problèmes sociaux, difficultés de biologie et/ou de radiologie) qui ont conduit le médecin généraliste à adresser ses patients aux urgences hospitalières.

MATERIELS ET METHODES

1. <u>Population de l'étude</u>

L'étude souhaitait être exhaustive, concernant toute la région Haute-Normande.

Le recueil des coordonnées postales a été effectué à partir de l'annuaire des Pages Jaunes de 2009 comportant 1418 médecins généralistes avec Excel. Les médecins généralistes de Haute-Normandie ont été contactés par téléphone, de manière exhaustive, afin d'obtenir leur adresse e-mail de septembre 2009 à février 2010.

Les critères d'inclusion ont été les médecins généralistes thésés ou non thésés, exerçant la médecine générale en activité libérale et possédant une connexion à internet.

Les critères d'exclusion ont été les médecins diplômés de médecine générale ayant une activité exclusivement hospitalière ou exerçant des médecines parallèles en libéral ainsi que les médecins n'ayant pas de connexion à internet.

2. <u>Questionnaire</u>

Cette étude étudiait le recours aux urgences par les médecins généralistes de Haute-Normandie. Un questionnaire a été envoyé par mail du 04 février 2010 au 3 avril 2010 avec des relances par mail en cas de non-réponse dans les 3 semaines. Les réponses ont été incluses jusqu'au 10 avril 2010. Le recueil des données a été effectué par G mail.

Le questionnaire comprenait plusieurs parties avec de manière successive l'identité du médecin généraliste, les motivations de recours aux urgences pour le dernier patient adressé par le médecin généraliste et les caractéristiques des médecins généralistes :

- l'identité comprenait les 3 premières lettres de leur prénom, de leur nom et de la ville où ils exerçaient la médecine générale.
- Dans les caractéristiques des médecins généralistes, un seul choix par item devait être coché :
  - Age : < 35 ans, 36-45 ans, 46-55 ans, 56-65 ans, > 65 ans.
  - Sexe des médecins installés : homme, femme ou remplaçant (pour le remplaçant, le sexe n'a pas été pris en compte).
  - Département d'exercice : Eure (27), Seine-Maritime (76).

- Zone d'exercice : urbaine, semi-rurale, rurale.
- Mode d'exercice : seul, en groupe.
- Nombre d'années d'exercice de la médecine générale : < 5ans, 6-15 ans, 16-25 ans, 26-35 ans, 36-45 ans, > 45 ans.
- Nombre d'actes hebdomadaires : < 50, 51-100, 101-150, 151-200, > 200.
- Participation à une FMC : oui, non.
- Présence d'une maison médicale multidisciplinaire à proximité : oui, non.
- Distance entre le cabinet médical et les différentes structures : CHU, CH de proximité, laboratoire de biologie, cabinet de radiologie : < 10 km, 11-20 km, 21-30 km , > 30 km.

- si le médecin généraliste a adressé un patient aux urgences, au cours des 30 derniers jours, nous lui avons demandé de choisir les différents motifs de recours aux urgences pour le dernier patient adressé aux urgences. Il pouvait choisir un ou plusieurs items dans les motifs suivants :

  - Types d'urgences. Parmi ces derniers, il pouvait choisir entre urgence vitale, fonctionnelle ou douleur et/ou besoin d'hospitalisation et/ou non urgent.
  - Difficultés de temps.
  - Difficultés de moyens. Parmi ces dernières, il pouvait choisir entre pas de suture et/ou pas d'immobilisation et/ou pas d'examens de diagnostics spécifiques (BU, strepto test, DEP, saturomètre, examens ophtalmologique avec fluorescéine…) au cabinet médical et/ou besoin d'un avis spécialisé et/ou acte non rentable.
  - Difficultés de structures d'accueil. Parmi ces dernières, il pouvait choisir entre pas d'hospitalisation directe et/ou pas de place en HAD, moyen ou long séjours et/ou passage aux urgences sur conseil du spécialiste.
  - Problèmes sociaux. Parmi ces derniers, il pouvait choisir entre personne âgée sans proche à domicile et/ou tierce personne dépassée par la charge de travail et/ou personne handicapée/invalide à domicile et/ou aide à domicile insuffisante et/ou demande du patient ou de son entourage et/ou difficultés financières.
  - Difficultés de biologie. Parmi ces dernières, il pouvait choisir entre laboratoire de biologie éloigné et/ou délais des examens de biologie trop longs.
  - Difficultés de radiologie. Parmi ces dernières, il pouvait choisir entre cabinet de radiologie éloigné et/ou délais des examens de radiologie trop longs.

- Période de consultation du patient. Il pouvait choisir entre semaine, week-end ou garde, appel téléphonique.
- Heure de consultation du patient. Il pouvait choisir entre 8h-13h, 13h-17h, 17h-21h.
- Médecin traitant du patient adressé aux urgences. Le médecin indiquait si, pour ce patient, il était son médecin traitant.
- Hypothèses diagnostiques. Le médecin généraliste notait le diagnostic supposé du patient qu'il adressait aux urgences, en texte libre. Par la suite, les diagnostics ont été regroupés par disciplines médicales et chirurgicales.

Nous avons comptabilisé les différentes motivations des envois aux urgences par le médecin généraliste et les caractéristiques des médecins généralistes qui se sont présentées de façon récurrente ou significative.

3. Analyse statistique

Cette étude était épidémiologique, rétrospective, transversale et analytique.

Nous avons analysé les caractéristiques personnelles et professionnelles des médecins pour déterminer quelle était leur influence sur l'envoi des patients aux urgences.

Le questionnaire comprenait uniquement des variables qualitatives. Elles étaient partagées entre les variables qualitatives ordinales, nominatives et binaires.

Les variables qualitatives ordinales étaient l'âge du médecin, le nombre d'années d'exercice du médecin, le nombre d'actes hebdomadaires, le nombre d'envois de patients aux urgences, l'heure de consultation du patient auprès du médecin, les distances entre le cabinet médical et respectivement le CHU, le CH de proximité, le laboratoire de biologie et le cabinet de radiologie.

Les variables qualitatives nominatives étaient le diagnostic supposé du patient envoyé aux urgences, les motifs de recours aux urgences (type d'urgences, temps, moyens, structures d'accueil, problèmes sociaux, laboratoire de biologie et cabinet de radiologie), et le sexe.

Les variables qualitatives binaires concernaient le département d'exercice du médecin, le sexe, l'envoi ou non aux urgences, l'état de médecin traitant ou non du patient, l'existence ou non d'une maison médicale multidisciplinaire près du cabinet médical et la participation ou non des médecins généralistes à une FMC.

Les effectifs et leur fréquence associée (exprimée en pourcentage) ont été calculés pour les différents motifs d'envoi aux urgences et les caractéristiques des médecins généralistes.

Les tests statistiques d'indépendance du χ^2 ont été appliqués aux variables qualitatives à partir de tableaux pouvant être modélisés sous forme de diagrammes ou de graphes.

La régression logistique a été réalisée pour l'étude des caractéristiques des médecins généralistes ayant une influence sur l'envoi de patients aux urgences. La régression logistique permet l'étude de la relation entre une variable binaire ou qualitative (codée en 0 ou 1) et des variables explicatives qualitatives ou quantitatives. Les variables pertinentes considérées comme déterminantes pour le recours aux urgences ont été testées au cours d'une analyse univariée. Dans le modèle multivarié, 2 facteurs de confusion ont été pris systématiquement en compte : l'âge et le sexe du médecin généraliste. Toutes les variables significatives ont également été incluses dans le modèle final multivarié permettant d'identifier les facteurs de risque indépendants. Les résultats ont été présentés sous la forme d'odd ratio ajustés avec des intervalles de confiance de 95%.

Pour le traitement des données, les logiciels utilisés étaient Excel, R Commander et SPSS version 10.0.

19

RESULTATS

1. Généralités

Le questionnaire a été envoyé par mail à 511 médecins de Haute-Normandie acceptant de donner leur adresse mail sur 1418, 31 mails ne sont pas arrivés à leur destinataire.

384 questionnaires ont été retournés par mail et 1 par courrier.

370 questionnaires ont été exploitables, ce qui représente 26,1% des effectifs de médecins généralistes de Haute-Normandie.

Parmi les 511 mails envoyés, 286 (56% des médecins généralistes ayant acceptés de fournir leur adresse mail) avaient répondu au questionnaire. Le reste des questionnaires retournés l'a été grâce à sa transmission par certains médecins parmi les 511 à leurs confrères.

Chaque médecin n'a rempli qu'un seul questionnaire.

Nous allons voir successivement les différentes caractéristiques des médecins généralistes de Haute-Normandie puis les patients adressés aux urgences en fonction des caractéristiques des médecins ; enfin, nous étudieront les motifs de recours aux urgences du dernier patient adressé lors des 30 dernier jours.

2. <u>Caractéristiques des médecins généralistes</u>

2.1. Age et sexe

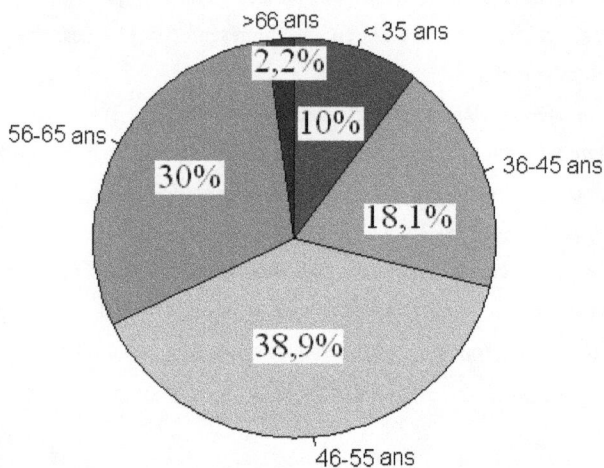

Diagramme 1 : Age des médecins généralistes en Haute-Normandie

Au total, 71,1% des médecins ayant répondu au questionnaire avaient plus de 46 ans et 32,2% plus de 56 ans. La moyenne d'âge des médecins généralistes était de 50 ans et la médiane se situait dans la tranche d'âge 46-55 ans [**diagramme 1**].

L'étude comprenait 74,1% de médecins généralistes installés hommes et 25,9% de femmes. Le sexe des remplaçants n'a pas été pris en compte.

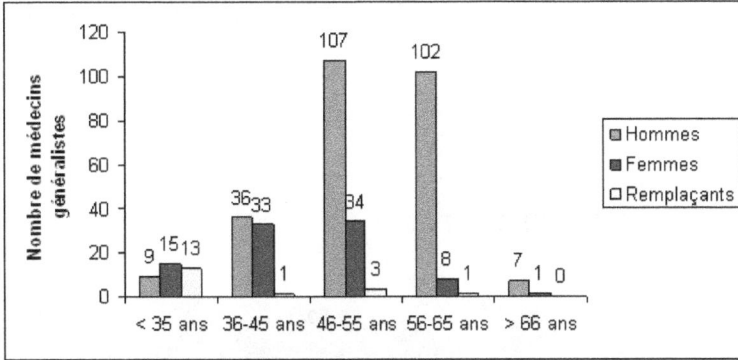

Graphique 1 : Nombre de femmes, d'hommes et de remplaçants médecins généralistes en fonction de leur âge

Au total, 52,8% des femmes médecins généralistes avaient moins de 46 ans, 82,8% des hommes médecins généralistes plus de 46 ans et parmi les remplaçants, 72% avaient moins de 35 ans et 17% entre 46 et 55 ans (p < 0,01). La moyenne d'âge des femmes était de 45 ans, celle des hommes de 53,4 ans et celle des remplaçants de 39 ans [**graphique 1**].

2.2. Département d'exercice

L'étude comprenait 71,6% de médecins généralistes exerçant en Seine-Maritime (76) et 28,4% dans l'Eure (27).

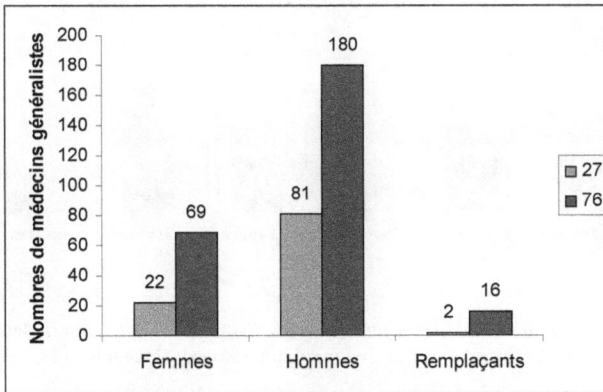

Graphique 2 : Nombre de femmes, d'hommes et de remplaçants médecins généralistes en fonction de leur département d'exercice (27/76)

23

Au total, 89% des remplaçants exerçaient en Seine-Maritime (p = 0,09). Le nombre de femmes et d'hommes était respectivement équivalent dans chaque département de Haute-Normandie (p = 0,2) [graphique 2].

2.3. Zone d'exercice

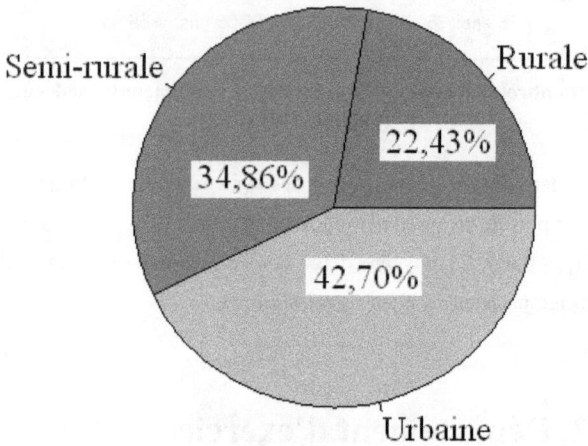

Diagramme 2 : Zone d'exercice des médecins généralistes en Haute-Normandie

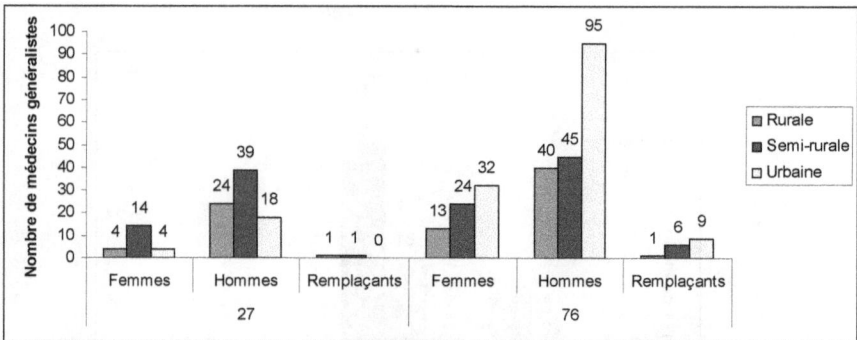

Graphique 3 : Zone d'exercice des médecins généralistes en fonction de leur sexe ou du statut de remplaçant et de leur département d'exercice (27/76)

Les médecins généralistes exerçaient majoritairement en milieu semi-rural dans l'Eure (63,6% pour les femmes et 48,1% pour les hommes) alors qu'ils exerçaient majoritairement en milieu urbain en Seine-Maritime (46,7% pour les femmes et 52,8% pour les hommes) (p < 0,01).

Les femmes exerçaient à hauteur de 18% en milieu rural que ce soit dans l'Eure ou la Seine-Maritime alors que les hommes exerçaient à hauteur de 20% en milieu rural en Seine-Maritime et 20% en milieu urbain dans l'Eure (p = 0,20).

Les remplaçants exerçaient plus en zone urbaine (50%) qu'en zone semi-rurale (38,9%) alors que seulement 11,1 % exerçaient en zone rurale (p = 0,50) [**graphique 3**].

2.4. Mode d'exercice

Le mode d'exercice des médecins généraliste était de 66,2% en groupe et de 33,8% seul.

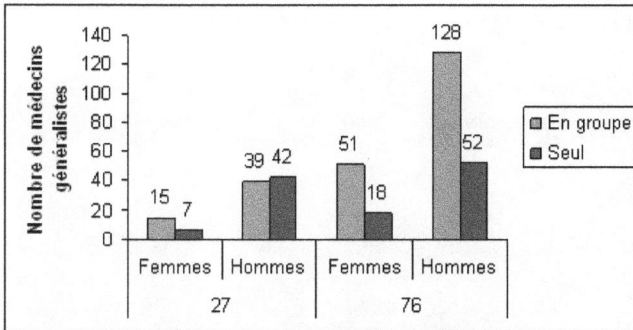

Graphique 4 : **Mode d'exercice des médecins généralistes en fonction de leur sexe et de leur département d'exercice (27/76) hormis les remplaçants**

Les médecins généralistes avaient une activité principalement en groupe sauf 51,9% des hommes médecins généralistes de l'Eure qui exerçaient seuls (p < 0,01) [**graphique 4**].

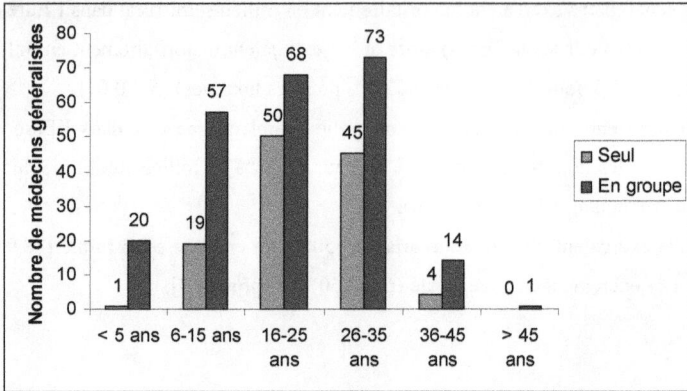

Graphique 5 : Mode d'exercice des médecins généralistes en fonction de leur nombre d'années d'exercice

Plus de 70% des médecins de moins de 15 ans et de plus de 35 ans d'expérience exerçaient en groupe (95,2% pour les moins de 5 ans d'expérience, 75% pour les 6-15 ans, 77,8% pour les 36-45 ans et 100% pour les plus de 45 ans) (p < 0,01) [**graphique 5**].

2.5. Nombre d'années d'exercice en médecine générale

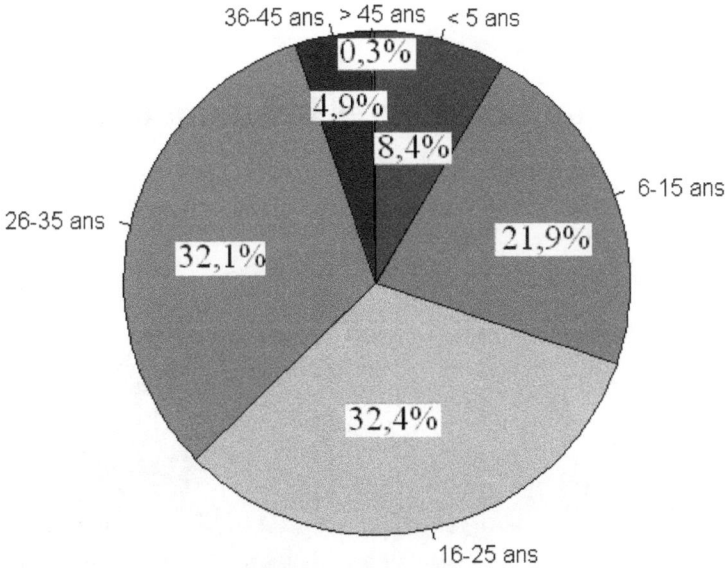

Diagramme 3 : Nombre d'années d'expérience des médecins généralistes en Haute-Normandie

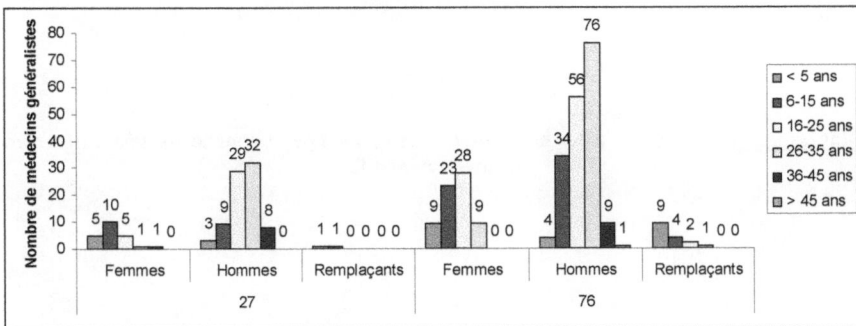

Graphique 6 : Nombre d'années d'exercice des médecins généralistes en fonction de leur sexe ou du statut de remplaçant et de leur département d'exercice (27/76)

Les femmes avaient une expérience professionnelle comprise entre 6 et 25 ans pour 72,6% d'entres elles, les hommes comprise entre 16 et 35 ans pour 74% d'entres eux et les remplaçants comprise entre moins de 5 ans et 15 ans pour 83,4% d'entres eux (p < 0,01).

Les médecins généralistes ayant moins de 5 ans et plus de 36 ans d'expérience étaient répartis de manière équivalente dans les 2 départements (p = 0,40) [**graphique 6**].

2.6. Nombre d'actes hebdomadaires

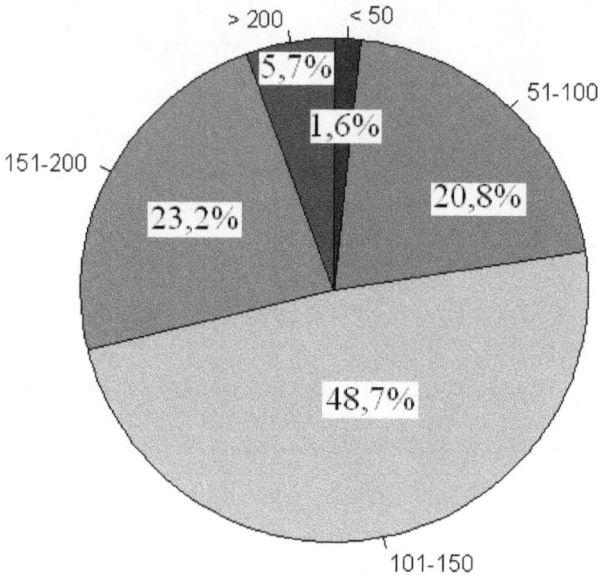

Diagramme 4 : Nombre d'actes hebdomadaires réalisés par les médecins généralistes en Haute-Normandie

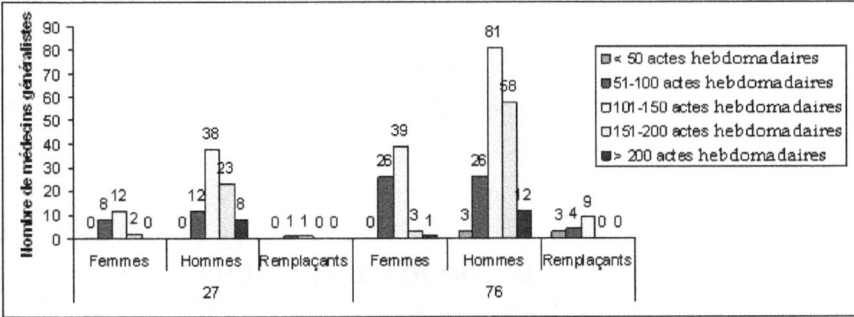

Graphique 7 : Nombre d'actes hebdomadaires réalisés par les médecins généralistes en Haute-Normandie

Les femmes effectuaient majoritairement entre 101-150 actes par semaine (56%) puis entre 50-100 actes par semaine (37,4%) alors que les hommes effectuaient majoritairement entre 101-150 actes par semaine (45,6%) puis entre 151-200 actes par semaine (31%), quel que soit le département. En moyenne, un médecin généraliste effectuait 130 actes par semaine avec une médiane entre 101-150 actes par semaine.

En moyenne, les femmes médecins généralistes effectuaient 107 actes par semaine alors que les hommes en effectuaient 139 et les remplaçants 99 (p < 0,01) [**graphique 7**].

2.7. Participation à une FMC

Les médecins généralistes de Haute-Normandie participaient à hauteur de 85,9% à une FMC et par conséquent, 14,1% n'y participaient pas.

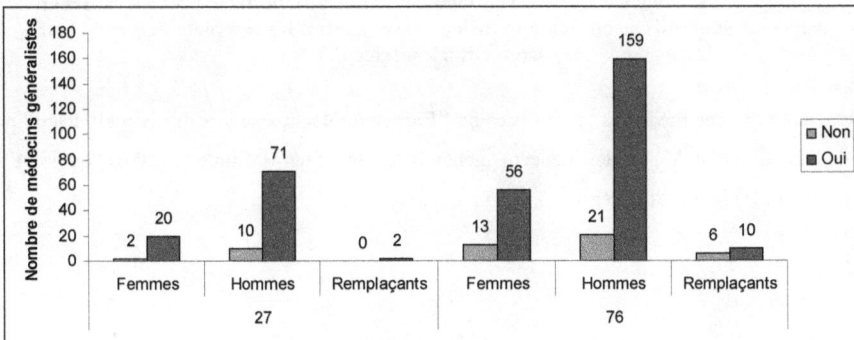

: Participation à une FMC des médecins généralistes en fonction de leur sexe ou du statut de remplaçant et de leur département d'exercice (27/76)

Les remplaçants participaient à une FMC à hauteur de 66,7% (p = 0,02) alors que les médecins installés y participaient à plus de 80% quel que soit leur sexe (p = 0,26) et leur département d'exercice (p = 0,36) [**graphique 8**].

2.8. Présence d'une maison médicale multidisciplinaire

Dans la région Haute-Normande, 28,1% des médecins généralistes avaient une maison médicale multidisciplinaire à proximité alors que 71,9% n'en n'avaient pas.

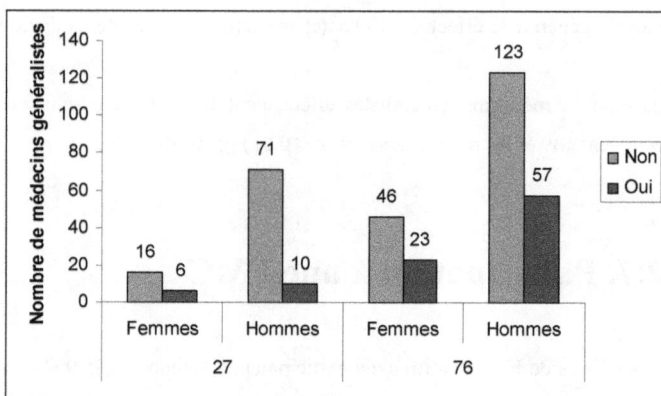

Graphique 9 : Présence d'une maison médicale multidisciplinaire près du cabinet des médecins généralistes en fonction de leur sexe (hormis les remplaçants) et de leur département d'exercice (27/76)

Seulement 15,2% des médecins généralistes de l'Eure avait une maison médicale multidisciplinaire près de leur cabinet et 33,2% des médecins généralistes de Seine-Maritime (p < 0,01) quel que soit le sexe (p = 0,25) [**graphique 9**].

2.9. Distance entre le cabinet du médecin généraliste et les différents plateaux techniques

2.9.1. Distance cabinet médical - CHU

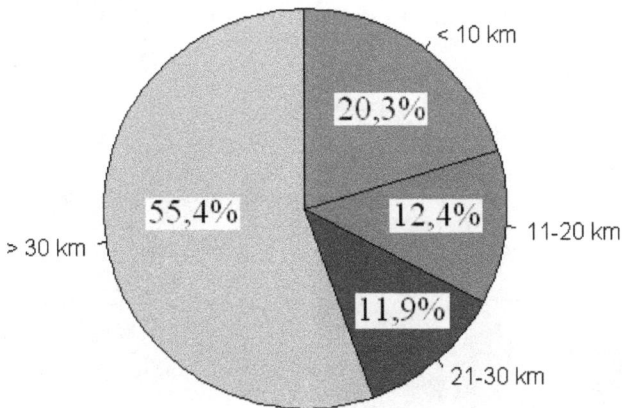

Diagramme 5 : Distance entre le cabinet du médecin généraliste et le CHU

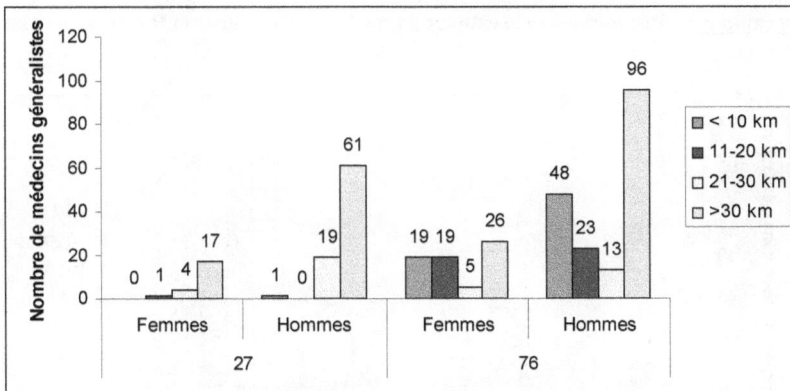

Graphique 10 : Distance entre le cabinet du médecin généraliste et le CHU en fonction de leur sexe (hormis les remplaçants) et de leur département d'exercice (76/27)

Au total, 75,2% des médecins généralistes de l'Eure avait le CHU à plus de 30 km du cabinet médical alors que cela ne concernait que 47,5% des médecins généralistes de Seine-Maritime. 28% des médecins généralistes de Seine-Maritime avaient le CHU à moins de 10 km du cabinet médical alors que cela ne concernait que 1% des médecins généralistes de l'Eure (p < 0,01). 60,2% des médecins généralistes hommes avaient le CHU à plus de 30 km du cabinet médical alors que cela ne concernait que 47,3% des médecins généralistes femmes (p < 0,01) [**graphique 10**].

2.9.2. Distance cabinet médical - CH de proximité

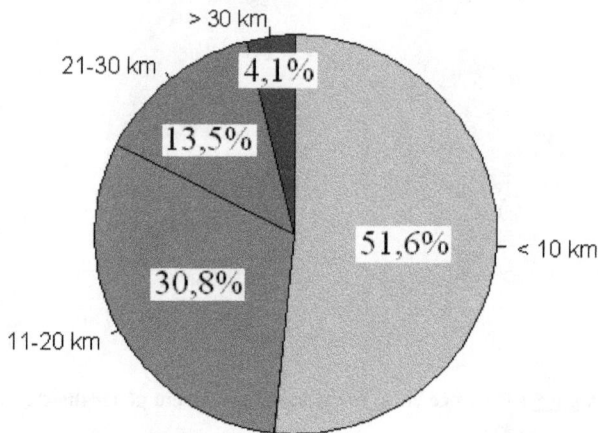

Diagramme 6 : Distance entre le cabinet du médecin généraliste et le CH de proximité

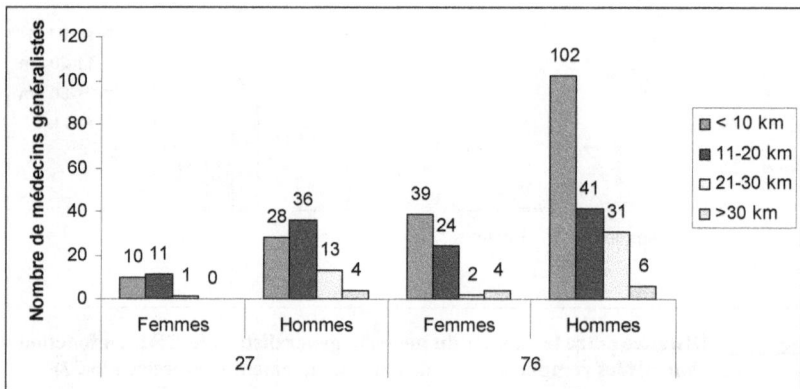

Au total, 57,7% des médecins de Seine-Maritime étaient à moins de 10 km d'un CH de proximité alors que 45,7% des médecins de l'Eure étaient entre 11 et 20 km du CH de proximité (p < 0,01). 53,8% des femmes médecins généralistes et 49,8% des hommes médecins généralistes étaient à moins de 10 km du CH de proximité (p < 0,01) [**graphique 11**].

2.9.3. Distance cabinet médical - laboratoire de biologie

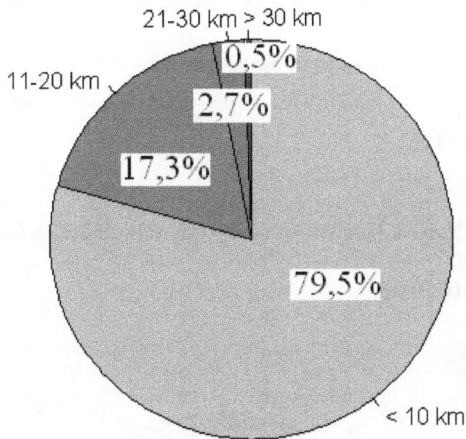

Diagramme 7 : Distance entre le cabinet du médecin généraliste et le laboratoire de biologie

33

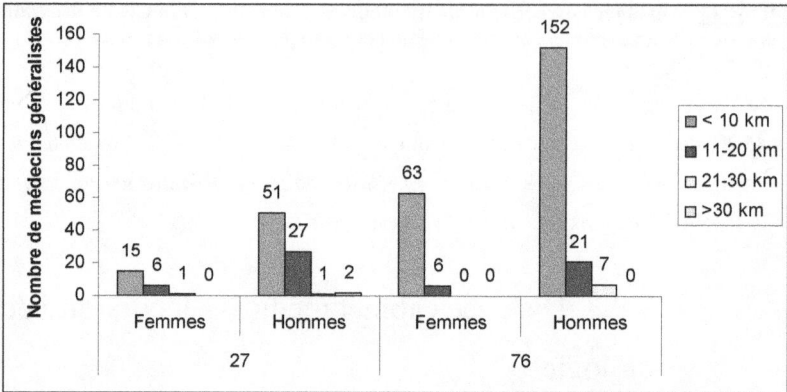

Graphique 12 : Distance entre le cabinet du médecin généraliste et le laboratoire de biologie en fonction du sexe (hormis les remplaçants) et du département d'exercice (27/76)

Au total, 86% des médecins généralistes de Seine-Maritime et 62,9% des médecins généralistes de l'Eure avaient un laboratoire de biologie à moins de 10 km de leur cabinet (p <0,01) quel que soit le sexe (p=0,34) [**graphique 12**].

2.9.4. Distance cabinet médical - cabinet de radiologie

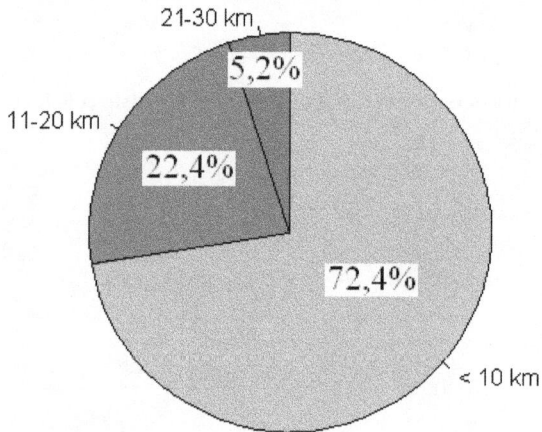

Diagramme 8 : Distance entre le cabinet du médecin généraliste et le cabinet de radiologie

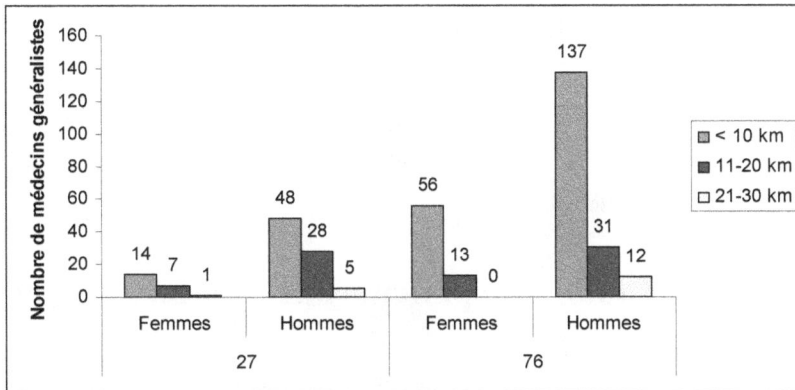

Graphique 13 : Distance entre le cabinet du médecin généraliste et le cabinet de radiologie en fonction du sexe (hormis les remplaçants) et du département d'exercice (27/76)

Au total, 59% des médecins généralistes de l'Eure et 77,7% des médecins généralistes de Seine-Maritime avaient un cabinet de radiologie à moins de 10 km de leur cabinet (p < 0,01) quel que soit le sexe (p=0,12) [**graphique 13**].

Au total, les caractéristiques moyennes du médecin généraliste de Haute-Normandie sont :
- **âge : 50 ans**
- **sexe : homme**
- **département d'exercice : Seine-Maritime**
- **zone d'exercice : urbaine**
- **mode d'exercice : en groupe**
- **nombre d'années d'exercice : 16-25 ans**
- **nombres d'actes hebdomadaires : 101-150 actes**
- **participation à une FMC : oui**
- **présence d'une maison médicale multidisciplinaire à proximité : non**
- **distance entre le cabinet médical et le CHU : > 30 km**
- **distance entre le cabinet médical et le CH de proximité : < 10 km**
- **distance entre le cabinet médical et le laboratoire de biologie : < 10 km**
- **distance entre le cabinet médical et le cabinet de radiologie : < 10 km**

Après avoir vu les caractéristiques des médecins généralistes, nous allons étudier les patients qui ont été adressés aux urgences par les médecins généralistes en fonction des caractéristiques de ces derniers.

35

3. Patients adressés aux urgences

Nous allons voir successivement, en fonction des caractéristiques des médecins généralistes, le nombre de patients adressés aux urgences de manière hebdomadaire puis le dernier patient adressé aux urgences lors des 30 derniers jours.

3.1. Nombre de patients adressés aux urgences par semaine

3.1.1. Généralités

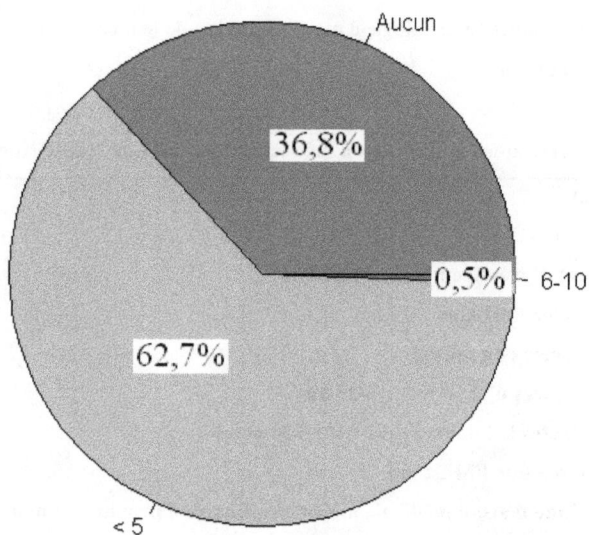

Diagramme 9 : Nombre de patients adressés aux urgences par les médecins généralistes au cours des 7 derniers jours

3.1.2. En fonction de l'âge du médecin généraliste

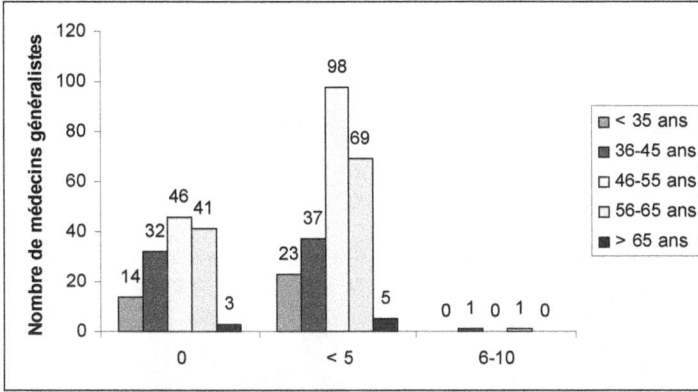

Graphique 14 : Nombre de patients envoyés aux urgences par semaine par les médecins généralistes en fonction de l'âge du médecin

Au total, 45,7% des médecins généralistes âgés de 36-45 ans et 31,9% âgés de 46-55 ans n'avaient envoyé aucun patient aux urgences alors que, environ 37% des autres tranches d'âge n'en avaient pas envoyé (p = 0,59) [**graphique 14**].

3.1.3. En fonction du sexe du médecin généraliste installé

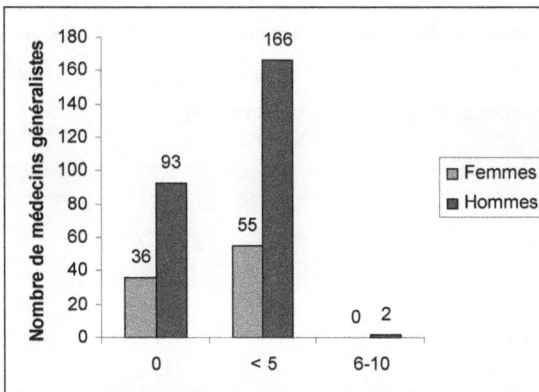

Graphique 15 : Nombre de patients envoyés aux urgences par semaine par les médecins généralistes en fonction de leur sexe hormis les remplaçants

Parmi l'ensemble des médecins généralistes, 47,2% d' hommes et 15,6% de femmes adressaient moins de 5 patients aux urgences par semaine alors qu'il y avait seulement 26,4% d'hommes et 10,2% de femmes qui n'ont adressé aucun patient aux urgences (p = 0,58) [**graphique 15**].

3.1.4. En fonction du département d'exercice du médecin généraliste

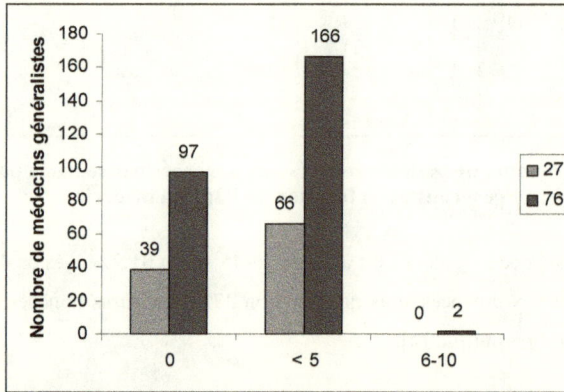

Graphique 16 : **Nombre de patients envoyés aux urgences par semaine par les médecins généralistes en fonction du département d'exercice (27/76)**

Au total, 47,2% des médecins généralistes de Seine-Maritime et 18,8% des médecins généralistes de l'Eure ont adressé aux urgences moins de 5 patients par semaine tandis que 27,6% des médecins généralistes de Seine-Maritime et 11,1% des médecins généralistes de l'Eure n'ont adressé aucun patient aux urgences par semaine (p = 0,67) [**graphique 16**].

.

3.1.5. En fonction de la zone d'exercice du médecin généraliste

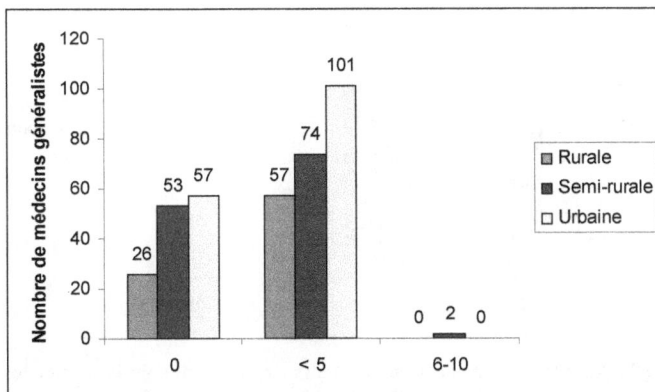

Graphique 17 : **Nombre de patients envoyés aux urgences par semaine par les médecins généralistes en fonction de la zone d'exercice**

Parmi les médecins généralistes, que ce soit en zone urbaine ou en zone rurale, il y avait le double de médecins qui adressaient moins de 5 patients par semaine par rapport à ceux qui n'en adressaient pas. Les médecins généralistes en zone semi-rurale présentaient moins de différence (20% et 14,3%). (p = 0,18) [**graphique 17**].

3.1.6. En fonction du mode d'exercice du médecin généraliste

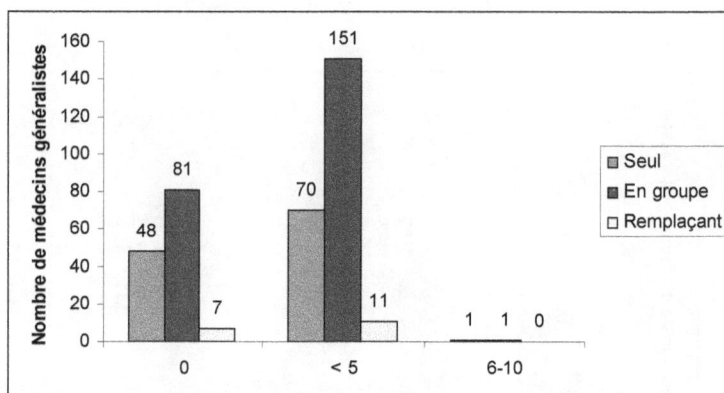

Graphique 18 : Nombre de patients envoyés aux urgences par semaine par les médecins généralistes en fonction du mode d'exercice

Parmi les médecins généralistes, 40,8% des médecins en groupe ont adressé moins de 5 patients par semaine et 21,9% n'en adressaient pas. Les médecins travaillant seuls et les remplaçants présentaient moins de différences (p = 0,82) [**graphique 18**].

3.1.7. En fonction du nombre d'années d'exercice du médecin généraliste

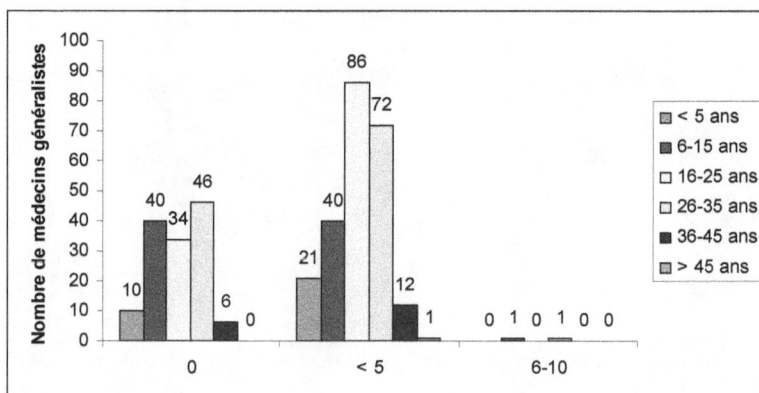

Les médecins généralistes ayant entre 6 et 15 ans d'expérience ont eu tendance à envoyer moins de patients aux urgences comparativement aux autres médecins généralistes (p = 0,24) [**graphique 19**].

3.1.8. En fonction du nombre d'actes hebdomadaires du médecin généraliste

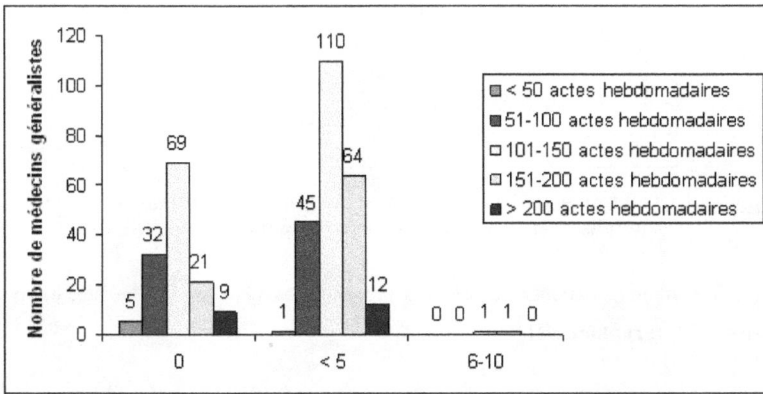

Graphique 20 : Nombre de patients envoyés aux urgences par semaine par les médecins généralistes en fonction du nombre d'actes hebdomadaires

Parmi les médecins généralistes, les médecins effectuant moins de 100 actes par semaine ont adressé moins de patients par semaine aux urgences (12,5%) que ceux effectuant plus de 100 actes par semaine (50,2%) (p = 0,01) [**graphique 20**].

3.1.9. En fonction de la participation à une FMC

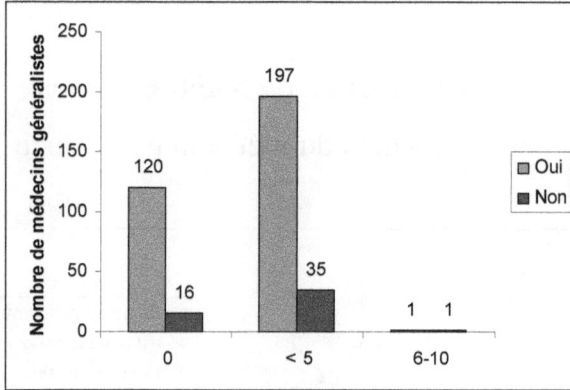

Graphique 21 : Nombre de patients envoyés aux urgences par semaine par les médecins généralistes en fonction de leur participation à une FMC

Quel que soit le nombre de patients adressés aux urgences, les médecins généralistes ont participé à une FMC (p = 0,23) [**graphique 21**].

3.1.10. En fonction de la présence d'une maison médicale multidisciplinaire

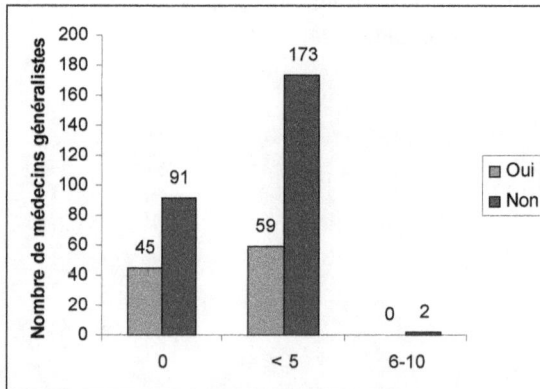

Graphique 22 : Nombre de patients envoyés aux urgences par semaine par les médecins généralistes en fonction de la présence d'une maison médicale multidisciplinaire à proximité

La présence d'une maison médicale à proximité n'avait pas d'influence sur l'envoi de patients aux urgences par les médecins généralistes (p = 0,19) [**graphique 22**].

.

3.1.11. En fonction de la distance séparant le cabinet médical et les différents plateaux techniques

3.1.11.1. Distance cabinet médical - CHU

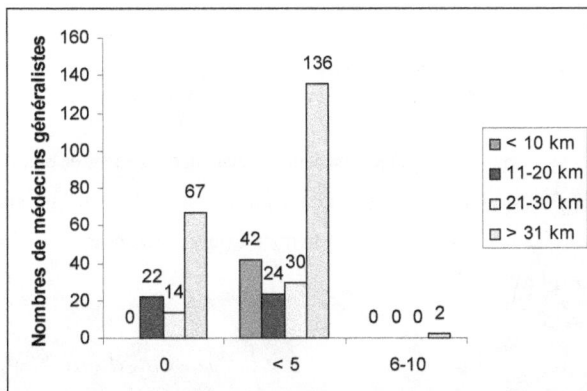

Graphique 23 : Nombre de patients envoyés aux urgences par semaine par les médecins généralistes en fonction de la distance entre le cabinet médical et le CHU

Parmi les médecins généralistes, tous les médecins situés à moins de 10 km du CHU, soit 11,4% ont envoyé moins de 5 patients aux urgences cette dernière semaine (p = 0,28) [**graphique 23**].

3.1.11.2. Distance cabinet médical - CH de proximité

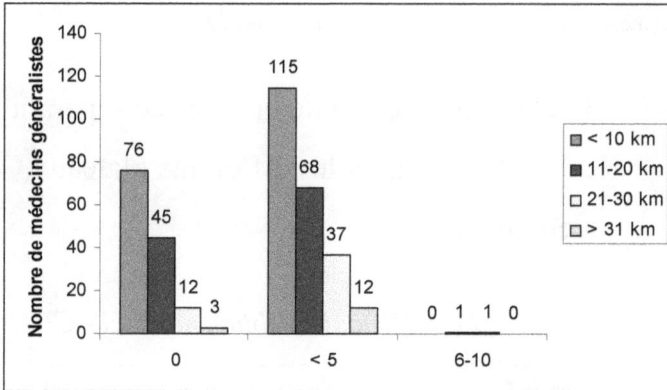

Graphique 24 : Nombre de patients envoyés aux urgences par semaine par les médecins généralistes en fonction de la distance entre le cabinet médical et le CH de proximité

Un facteur de 1,5 a été retrouvé entre aucun patient adressé aux urgences et un nombre inférieur à 5 par les médecins généralistes situés à moins de 10 km et entre 11 et 20 km, alors que ce facteur passait à 3 et à 4 pour les médecins généralistes situés respectivement entre 20 et 30 km et plus de 31 km ($p = 0,15$) [**graphique 24**].

.

3.1.11.3. Distance cabinet médical - laboratoire de biologie

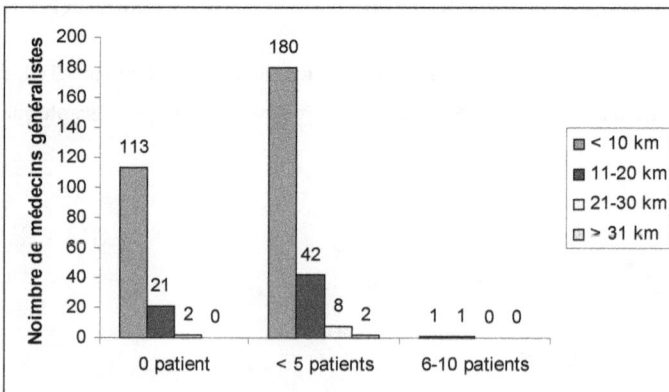

Graphique 25 : Nombre de patients envoyés aux urgences par semaine par les médecins généralistes en fonction de la distance entre le cabinet médical et le laboratoire de biologie
Un facteur équivalent, approximativement 2, a été retrouvé entre aucun patient adressé aux urgences et un nombre de patients inférieur à 5 par les médecins généralistes situés à moins de 10 km et entre 11 et 20 km du laboratoire de biologie (p = 0,59) [**graphique 25**].

3.1.11.4. Distance cabinet médical - cabinet de radiologie

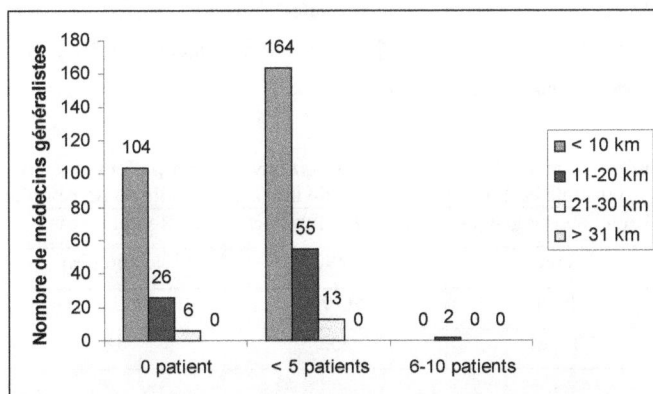

Graphique 26 : Nombre de patients envoyés aux urgences par semaine par les médecins généralistes en fonction de la distance entre le cabinet médical et le cabinet de radiologie

Un facteur équivalent, approximativement 2, a été retrouvé entre aucun patient adressé aux urgences et un nombre de patients inférieur à 5 par les médecins généralistes situés à moins de 10 km et entre 11 et 20 km du cabinet de radiologie (p =0,08) [**graphique 26**].

Au total, à propos du nombre de patients adressé aux urgences lors des 7 derniers jours :
- **Moins de 5 patients ont été adressés aux urgences par 62,7% des médecins généralistes.**   - **Aucun patient n'a été adressé aux urgences par 36,8% des médecins généralistes**   - **Les médecins généralistes effectuant moins de 100 actes par semaine adressent moins aux urgences que les autres.**

Après avoir vu les patients adressés lors des 7 derniers jours, nous allons étudier le dernier patient adressé lors des 30 derniers jours en fonction des caractéristiques des médecins généralistes.

3.2. Patients adressés aux urgences lors des 30 derniers jours

3.2.1. Généralités

Parmi l'ensemble des médecins généralistes de Haute-Normandie, 88,9% ont adressé au moins un patient aux urgences lors des 30 derniers jours et, par conséquent, 11,1% n'ont envoyé aucun patient aux urgences au cours du dernier mois.

Tableau 1 : Nombre de médecins généralistes ayant envoyés un patient aux urgences au cours du dernier mois en fonction du statut de médecin installé ou de remplaçant

Envoi aux urgences	Médecins installés	Remplaçants
Oui	317 (90%)	12 (66,6%)
Non	35(10%)	6 (33,3%)
Total	352	18

Les médecins remplaçants ont adressé moins de patients aux urgences que les médecins installés (p < 0,01) [**tableau 1**].

3.2.2. En fonction de l'âge du médecin généraliste

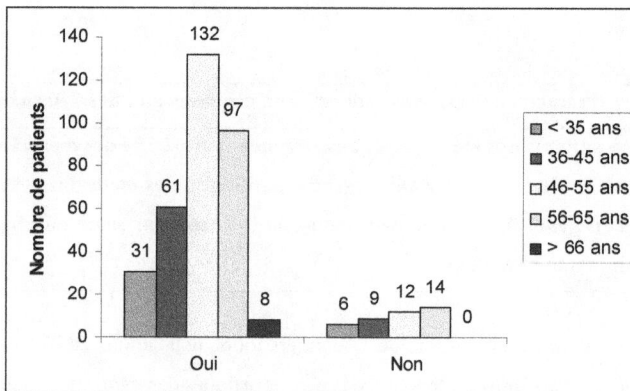

Les médecins généralistes âgés entre 46 et 55 ans ont adressé plus de patients aux urgences que les
autres médecins (p = 0,47) [**graphique 27**].

3.2.3. En fonction du sexe du médecin généraliste installé

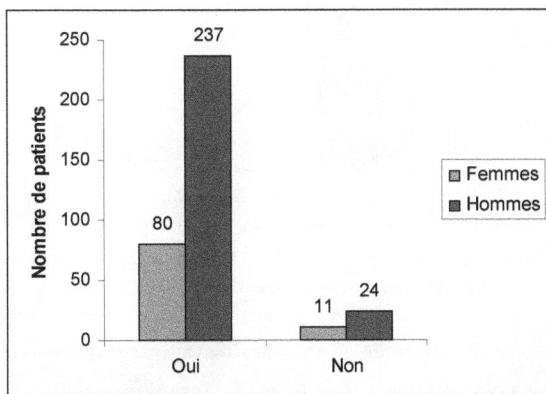

Graphique 28 : **Patients adressés aux urgences (Oui/Non) par les médecins généralistes en
fonction du sexe du médecin consulté hormis les remplaçants**

Le sexe des médecins généralistes n'avait pas d'influence sur la proportion de recours aux urgences
lors des 30 derniers jours (p = 0,43) [**graphique 28**].

47

3.2.4. En fonction du département d'exercice du médecin généraliste

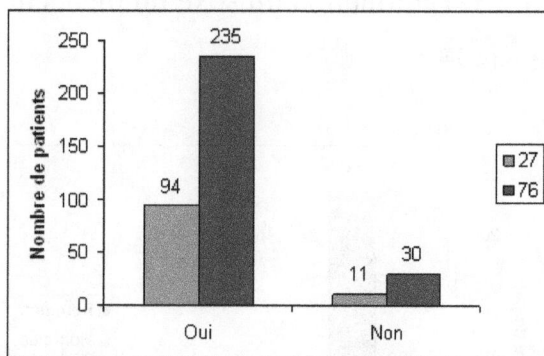

Graphique 29 : Patients adressés aux urgences (Oui/Non) par les médecins généralistes en fonction du département d'exercice (27/76)

Le département d'exercice des médecins généralistes n'avait pas d'influence sur la proportion de recours aux urgences lors des 30 derniers jours (p = 0,81) **[graphique 29]**.

3.2.5. En fonction de la zone d'exercice du médecin généraliste

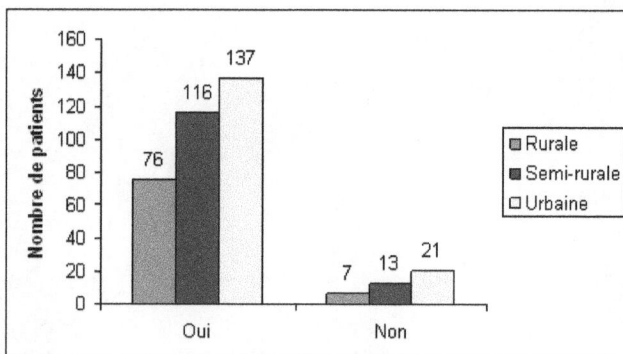

Graphique 30 : Patients adressés aux urgences (Oui/Non) par les médecins généralistes en fonction de la zone d'exercice

En considérant la proportion des médecins dans les différentes zones d'exercice, les médecins généralistes en zone rurale ont adressé plus de patients aux urgences (91,6%) que ceux en zone urbaine (86,7%) (p = 0,47) [**graphique 30**].

3.2.6. En fonction du mode d'exercice du médecin généraliste

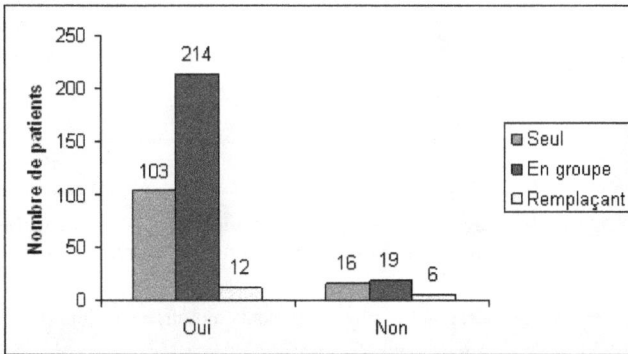

Graphique 31 : **Patients adressés aux urgences (Oui/Non) par les médecins généralistes en fonction du mode d'exercice**

Au cours du dernier mois, les médecins remplaçants ont adressés moins de patients que les médecins installés (p = 0,02) alors que les médecins installés en groupe ont adressés le plus de patients (p = 0,12) [**graphique 31**].

49

3.2.7. En fonction du nombre d'années d'exercice du médecin généraliste

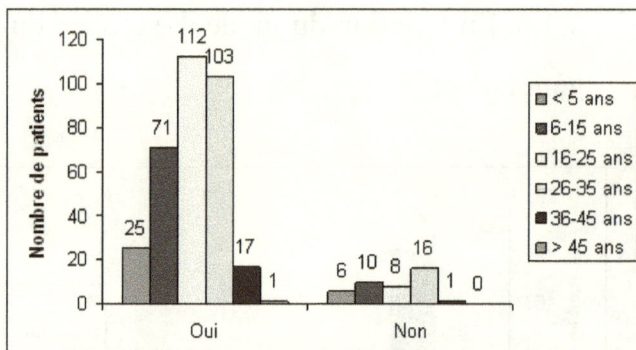

Graphique 32 : Patients adressés aux urgences (Oui/Non) par les médecins généralistes en fonction du nombre d'années d'exercice

Les médecins généralistes adressant le plus de patients aux urgences lors de ces 30 derniers jours, avaient entre 16 et 35 années d'exercice de la médecine générale (p = 0,30) [**graphique 32**].

3.2.8. En fonction du nombre d'actes hebdomadaires du médecin généraliste

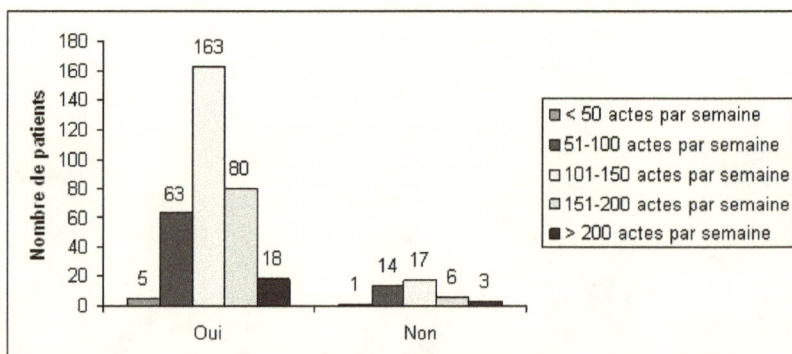

Graphique 33 : Patients adressés aux urgences (Oui/Non) par les médecins généralistes en fonction du nombre d'actes hebdomadaires

Les médecins généralistes adressant le plus de patients aux urgences lors de ces 30 derniers jours, ont effectué entre 101 et 150 actes par semaine (p = 0,18) [**graphique 33**].

3.2.9. En fonction de la participation à une FMC

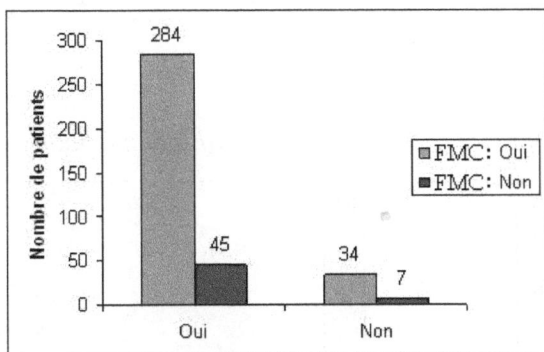

Graphique 34 : Patients adressés aux urgences (Oui/Non) par les médecins généralistes en fonction de la participation à une FMC

La participation à une FMC n'a pas d'influence sur la proportion de patients adressés ou non aux urgences lors de ces 30 derniers jours (p = 0,56) [**graphique 34**].

3.2.10. En fonction de la présence d'une maison médicale multidisciplinaire

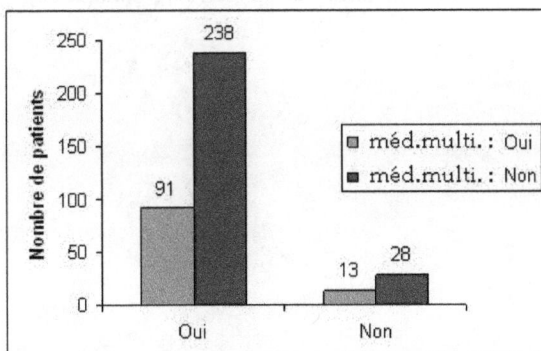

Graphique 35 : Patients adressés aux urgences (Oui/Non) par les médecins généralistes en fonction de la présence d'une maison médicale multidisciplinaire (méd.multi.)

51

La présence d'une maison médicale à proximité n'a pas d'influence sur la proportion de patients adressés ou non aux urgences lors de ces 30 derniers jours (p = 0,58) [**graphique 35**].

3.2.11. En fonction de la distance séparant le cabinet médical et les différents plateaux techniques

3.2.11.1. Distance cabinet médical – CHU

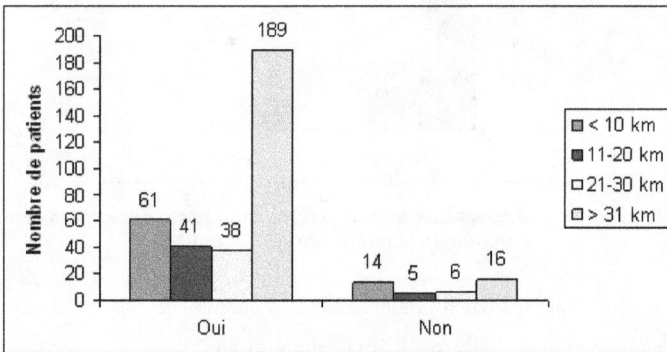

Graphique 36 : **Patients adressés aux urgences (Oui/Non) par les médecins généralistes en fonction de la distance entre le cabinet médical et le CHU**

Parmi les médecins généralistes, 92,2% de ceux situés à plus de 30 km du CHU ont adressé des patients aux urgences lors de ces 30 derniers jours (p = 0,08) [**graphique 36**].

3.2.11.2. Distance cabinet médical - CH de proximité

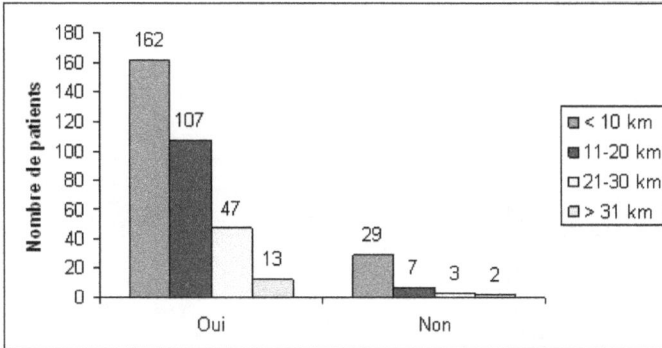

Graphique 37 : Patients adressés aux urgences (Oui/Non) par les médecins généralistes en fonction de la distance entre le cabinet médical et le CH de proximité

Parmi les médecins généralistes, 84,8% situés à moins de 10 km d'un CH de proximité et 94% situés entre 11 et 30 km d'un CH de proximité ont adressé des patients aux urgences lors des 30 derniers jours (p = 0,06) [**graphique 37**].

3.2.11.3. Distance cabinet médical - laboratoire de biologie

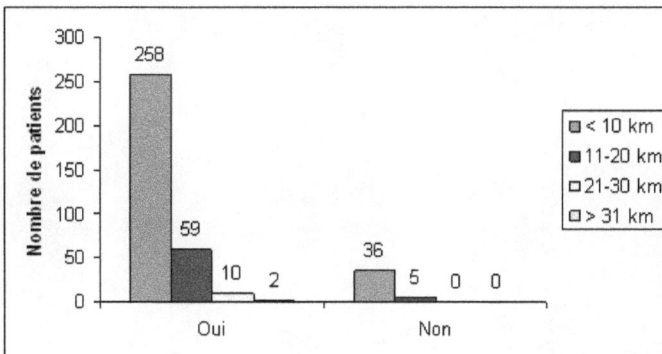

Graphique 38 : Patients adressés aux urgences (Oui/Non) par les médecins généralistes en fonction de la distance entre le cabinet médical et le laboratoire de biologie

La distance entre le cabinet médical et le laboratoire de biologie n'avait pas d'influence sur la proportion de patients adressés aux urgences lors de ces 30 derniers jours (p = 0,46) [**graphique 38**].

3.2.11.4. Distance cabinet médical - cabinet de radiologie

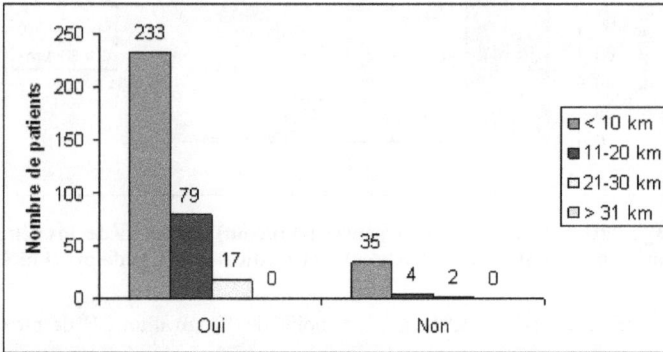

Graphique 39 : Patients adressés aux urgences par les médecins généralistes en fonction de la distance entre le cabinet médical et le cabinet de radiologie

Les médecins généralistes situés entre 11 et 20 km du cabinet de radiologie ont adressés plus de patients que les autres médecins (p = 0,11) [**graphique 39**].

3.2.12. Régression logistique des caractéristiques des médecins prédictives de moins d'envois aux urgences

Tableau 2 : Régression des caractéristiques significatives des médecins généralistes prédictives de moins d'envois de patients aux urgences

Variables	Recours aux urgences			
	Oui	Non	OR brut	OR ajusté
Remplaçant				
Oui	12 (66,7%)	6 (33,3%)	0,22 [0,08-0,63]	0,30 [0,10-0,91]
Non	317 (90,1%)	35 (9,9%)	1	1
Nombre d'actes hebdomadaires				
< 100	63 (80,8%)	15 (19,2%)	0,45 [0,23-0,90]	0,55 [0,27-1,12]
> 100	261 (90,9%)	26 (9,1%)	1	1
Distance cabinet médical – CHU				
< 30 km	140 (84,8%)	25 (15,1%)	0,47 [0,25-0,92]	0,63 [0,32-1,28]
> 30 km	189 (92,2%)	16 (7,8%)	1	1
Distance entre le cabinet médical – CH de proximité				
< 10 km	162 (84,8%)	29 (15,2%)	0,40 [0,20-0,81]	0,53 [0,21-1,35]
> 10 km	167 (93,3%)	12 (6,7%)	1	1

Les variables prises en compte pour l'odd ratio ajusté ont été l'âge, le sexe, les remplaçants, les médecins généralistes effectuant moins de 100 actes par jour, situés à moins de 30 km du CHU et à moins de 10 km du CH de proximité.

3.2.13. Période de consultation du dernier patient adressé aux urgences lors des 30 derniers jours

3.2.13.1. Mode de consultation

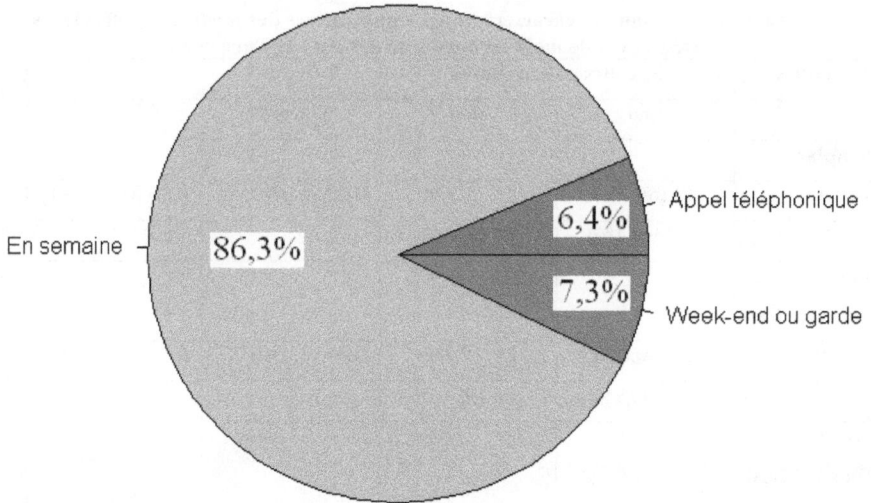

Diagramme 10 : Mode de consultation du patient auprès des médecins généralistes du dernier patient adressé par la suite dans un service d'urgences

Tableau 3 : Différents modes de consultation en fonction du statut de médecin installé ou de remplaçant

Mode de consultation	Médecins installés		Remplaçants	
	Effectifs	%	Effectifs	%
Appel téléphonique	20	6,3	1	8,3
En semaine	273	86,4	10	83,3
Week-end ou garde	23	7,3	1	8,3
Total	316	100	12	100

3.2.13.2. Heure de consultation

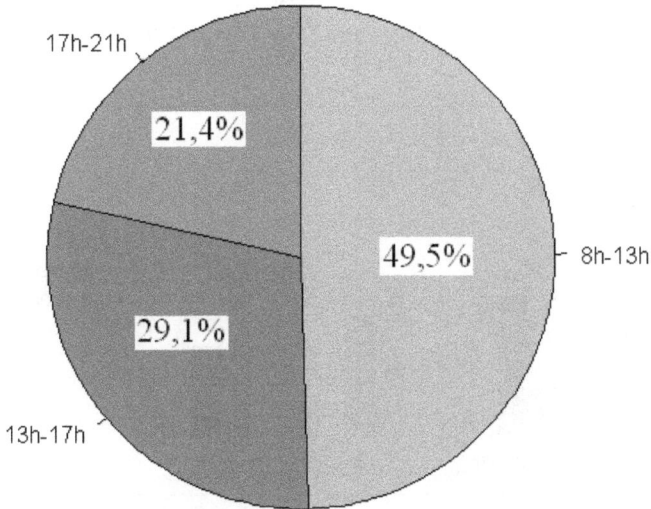

Diagramme 11 : **Heure de consultation auprès des médecins généralistes du dernier patient adressé par la suite dans un service d'urgences**

Nous avons présenté les tests statistiques de χ^2 des seules variables significatives.

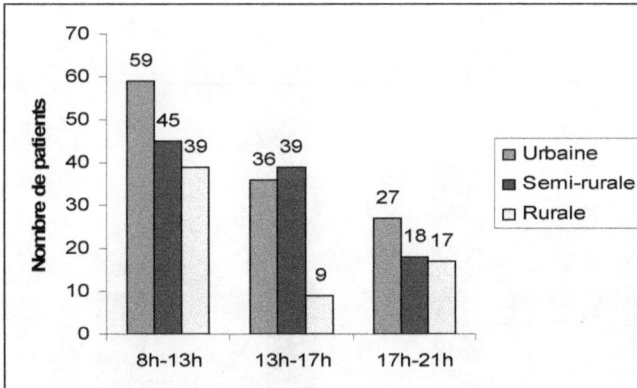

Graphique 40 : **Nombre de derniers patients adressés aux urgences en fonction de l'heure de consultation du patient chez les médecins généralistes et de la zone d'exercice**

Les heures de consultations des patients adressés aux urgences étaient principalement le matin puis de manière décroissante entre 13h et 17h puis entre 17h et 21h sauf en zone rurale, où plus de patients ont été envoyés entre 17h et 21h qu'entre 13h et 17h (p = 0,02) [**graphique 40**].

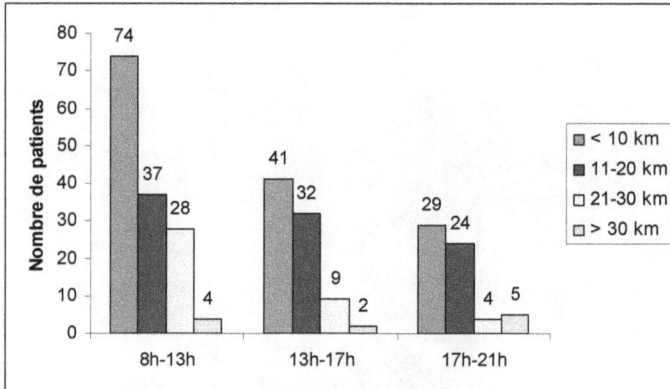

Graphique 41 : Nombre de derniers patients adressés aux urgences en fonction de l'heure de consultation du patient chez les médecins généralistes et de la distance entre le cabinet médical et le CH de proximité

Les heures de consultations des patients adressés par la suite aux urgences ont été entre 8h et 13h pour l'ensemble des médecins généralistes sauf ceux situés à plus de 30 km d'un CH de proximité (p = 0,03) [**graphique 41**].

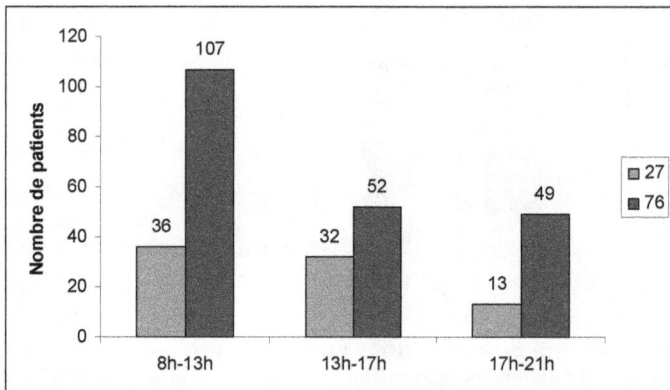

Graphique 42 : Nombre de derniers patients adressés aux urgences en fonction de l'heure de consultation du patient chez les médecins généralistes et du département d'exercice (27/76)

Quel que soit le département, les patients adressés par la suite aux urgences ont consulté le matin puis entre 13h et 17h et puis entre 17h et 21h (p = 0,04) [**graphique 42**].

3.2.14. Médecin traitant ou non du dernier patient adressé aux urgences lors des 30 derniers jours

Parmi les patients adressés aux urgences lors des 30 derniers jours, 86,6% ont consulté leur médecin traitant et 13,4% ont consulté un autre médecin que leur médecin traitant.

Nous avons présenté les tests statistiques de χ^2 des seules variables significatives.

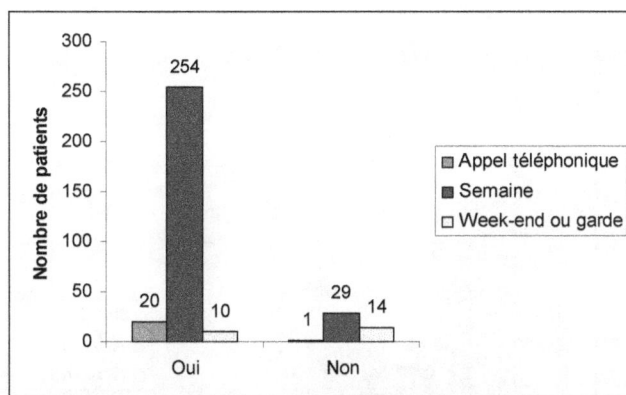

Graphique 43 : **Patients adressés aux urgences par leur médecin traitant ou non (Oui/Non) en fonction du mode de consultation**

Les patients ont consulté en priorité leur médecin traitant par appel téléphonique (95,2%) ou en semaine (89,8%) alors qu'un autre médecin a été consulté pendant le week-end ou les gardes (58,3%) (p < 0,01) [**graphique 43**].

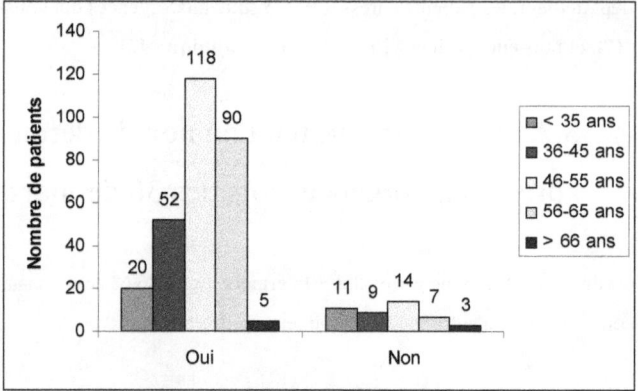

Graphique 44 : Patients adressés aux urgences par leur médecin traitant ou non
(Oui/Non) en fonction de l'âge du médecin consulté

Les médecins consultés avaient majoritairement entre 36 et 65 ans ($p < 0,01$) [**graphique 44**].

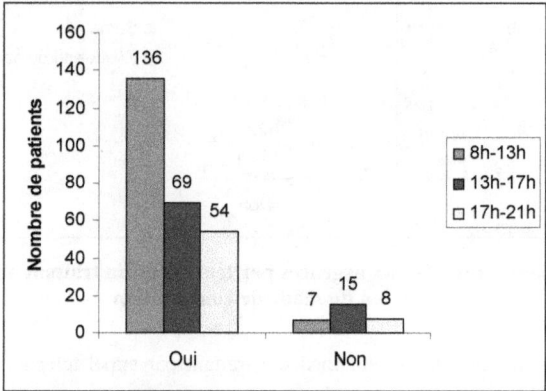

Graphique 45 : Patients adressés aux urgences par leur médecin traitant ou non (Oui/Non) en
fonction de l'heure de consultation

Le créneau horaire où le médecin a été le plus consulté a été 8h-13h ($p < 0,01$) [**graphique 45**].

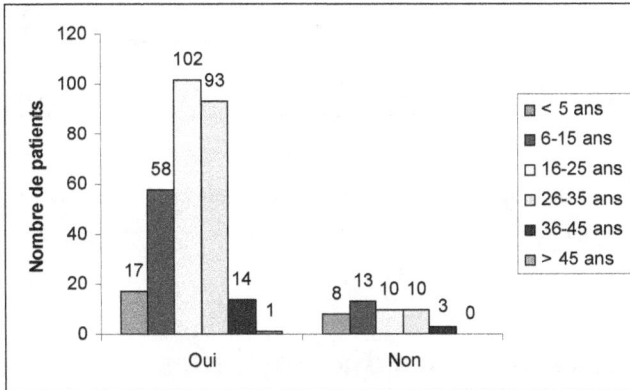

Graphique 46 : Patients adressés aux urgences par leur médecin traitant ou non (Oui/Non) en fonction du nombre d'années d'exercice du médecin consulté

Les médecins consultés avaient majoritairement une expérience professionnelle entre 6 et 35 ans (p = 0,03) [**graphique 46**].

Au total, à propos du nombre de patients adressés aux urgences lors des 30 derniers jours :
- **Plus de 80% des patients ont été adressés en semaine.**
- **50% ont consulté entre 8h et 13h et 50% ont consulté entre 13h et 21h.**
- **Les médecins généralistes adressant moins aux urgences que les autres ont été :**
• **Les remplaçants**
• **Médecins effectuant moins de 100 actes par jour.**
• **Médecins situés à moins de 10 km du CH de proximité**
• **Médecins situés à moins de 30 km du CHU.**

Après avoir vu les patients adressés aux urgences en fonction des caractéristiques des médecins généralistes, nous allons poursuivre par l'étude des motifs de recours aux urgences.

61

4. <u>Motifs de recours aux urgences du dernier patient adressé lors des 30 derniers jours</u>

A propos du dernier patient adressé lors des 30 derniers jours par les médecins généralistes, nous verrons successivement les hypothèses diagnostiques d'envoi en fonction des disciplines médicales et chirurgicales puis les types de recours aux urgences.

4.1. Hypothèses diagnostiques

4.1.1. Généralités

Parmi les 329 patients adressés aux urgences au cours du dernier mois, 321 patients ont été adressés avec une orientation diagnostique et 8 sans.

4.1.2. Hypothèses chirurgicales / médicales

Les hypothèses médicales ont représenté 81 orientations diagnostiques différentes concernant 228 patients et les hypothèses chirurgicales ont représenté 34 orientations diagnostiques différentes concernant 93 patients.

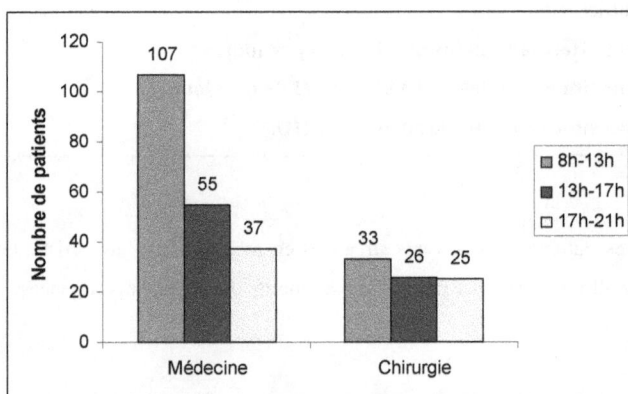

<u>Graphique 47</u> : Patients adressés aux urgences par les médecins généralistes en fonction de l'hypothèse diagnostique (médecine/chirurgie) et de l'heure de consultation du patient

En fonction des créneaux horaires, plus la journée avance et plus les patients ont été adressés pour des orientations chirurgicales (p = 0,05) [**graphique 47**].

4.1.3. Répartitions selon les spécialités

Tableau 4 : **Répartition du nombre de patients adressés aux urgences en fonction de la discipline (spécialités médicales/spécialités chirurgicales) et de l'état du médecin (installé/remplaçant)**

Spécialités Médicales/chirurgicales	Nombre de patients adressés aux urgences par:		
	Médecins installés (% par rapport à la totalité)	Remplaçants (% par rapport à la totalité)	Total
Cardiologie	80 (25,9%)	2 (16,7%)	82
Viscérale	50 (16,2%)	2 (16,7%)	52
Neurologie	31 (10%)	2 (16,7%)	33
Orthopédie	29 (9,4%)	0	29
Pneumologie	20 (6,5%)	1 (8,3%)	21
Gastro-entérologie	19 (6,1%)	1 (8,3%)	20
Médecine interne	18 (5,8%)	3 (25%)	21
Psychiatrie	11 (3,6%)	0	11
Néphrologie	8 (2,6%)	0	8
Infectiologie (pas d'appareil)	6 (1,9%)	0	6
Cancérologie	5 (1,6%)	0	5
Rhumatologie	5 (1,6%)	0	5
Gynécologie	5 (1,6%)	0	5
Dermatologie	4 (1,3%)	0	4
Endocrinologie	4 (1,3%)	0	4
Pédiatrie	4 (1,3%)	0	4
Urologie	3 (1%)	0	3
Hématologie	2 (0,6%)	0	2
Neuro-Chirurgie	2 (0,6%)	0	2
ORL	2 (0,6%)	0	2
Iatrogénie	1 (0,3%)	0	1
Allergologie	0	1 (8,3%)	1

Total	309	12	321

8 patients ont été adressés aux urgences sans orientation diagnostique. Les patients ont été adressés principalement pour de la cardiologie, de la chirurgie viscérale et de la neurologie [**tableau 4**].

Tableau 5 : Répartition du nombre de patients adressés aux urgences en fonction de la discipline (spécialités médicales/spécialités chirurgicales) et de la zone d'exercice du médecin généraliste

Spécialités Médicales/ Chirurgicales	Zone urbaine (% par rapport à la totalité)	Zone semi-rurale (% par rapport à la totalité)	Zone rurale (% par rapport à la totalité)
Cardiologie	31 (23,3%)	28 (24,8%)	23 (30,7%)
Viscérale	19 (14,3%)	20 (17,7%)	13 (17,3%)
Neurologie	16 (12%)	14 (12,4%)	3 (4%)
Gastro-entérologie	12 (9%)	5 (4,4%)	3 (4%)
Médecine interne	11 (8,3%)	7 (6,2%)	3 (4%)
Orthopédie	8 (6%)	12 (10,6%)	9 (12%)
Pneumologie	7 (5,3%)	11 (9,7%)	3 (4%)
Psychiatrie	5 (3,8%)	4 (3,5%)	2 (2,7%)
Cancérologie	3 (2,3%)	1 (0,9%)	1 (1,3%)
Endocrinologie	3 (2,3%)	0	1 (1,3%)
Néphrologie	3(2,3%)	1 (0,9%)	4 (5,3%)
Rhumatologie	3 (2,3%)	1 (0,9%)	1 (1,3%)
Dermatologie	2 (1,5%)	0	2 (2,7%)
Gynécologie	2 (1,5%)	2 (1,8%)	1 (1,3%)
Pédiatrie	2 (1,5%)	2 (1,8%)	0 (1,3%)
Hématologie	1 (0,8%)	0	1 (1,3%)
Iatrogénie	1 (0,8%)	0	0
Infectiologie (pas d'appareil)	1 (0,8%)	1 (0,9%)	4 (5,3%)
Neuro-Chirurgie	1 (0,8%)	1 (0,9%)	0
ORL	1 (0,8%)	1 (0,9%)	0
Urologie	1 (0,8%)	2 (1,8%)	0
Allergologie	0	0	1 (1,3%)
Total	133 (100%)	108 (100%)	75 (100%)

Que ce soit en zone urbaine ou semi-rurale, les patients ont été adressés principalement pour de la cardiologie, de la chirurgie viscérale et de la neurologie tandis qu'en milieu rural, la troisième discipline concernait la chirurgie orthopédique et non la neurologie [**tableau 5**].

Au total, les patients ont été adressés principalement aux urgences pour les disciplines suivantes :
- **Cardiologie** - **Chirurgie viscérale** - **Neurologie** - **Chirurgie orthopédique**

Après avoir vu les différentes disciplines médicales et chirurgicales d'envois, nous allons étudier les motifs de recours aux urgences.

4.2. Types de recours aux urgences

Nous verrons successivement les différents besoins de recours aux urgences par les médecins généralistes que ce soit les types d'urgences, les difficultés de moyens, les problèmes sociaux, les difficultés de radiologie et/ou de biologie, de structures d'accueil et de temps.

4.2.1. Types d'urgences

292 patients ont été adressés aux urgences pour une hospitalisation et/ou une urgence vitale, fonctionnelle ou douleur et/ou une consultation non urgente sur les 329 patients adressés aux urgences soit 88,8% des patients adressés aux urgences.

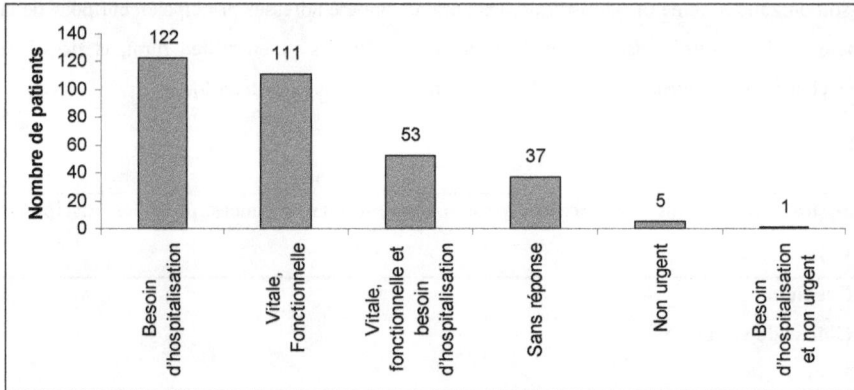

Graphique 48 : Types d'urgences des patients adressés par les médecins généralistes

Nous allons étudier successivement les différents types d'urgences : besoin d'une hospitalisation, urgence vitale, fonctionnelle ou douleur et/ou consultation non urgente.

4.2.1.1. Besoin d'une hospitalisation

Tableau 6 : Effectif des patients adressés aux urgences par les médecins généralistes pour un besoin d'hospitalisation

Besoin d'une hospitalisation (B)	Effectif	% par rapport à la totalité des types d'urgences (292)	% par rapport à la totalité des patients adressés aux urgences (329)
B seulement	122	41,8	37,1
B + urgences vitale, fonctionnelle, douleur	53	18,2	16,1
B + non urgent	1	0,3	0,3
Total	176	60,3	53,5

Parmi tous les patients adressés aux urgences, 176 (53,5%) ont été adressés pour un besoin d'hospitalisation, soit 60,3% des patients adressés pour les types d'urgences [**tableau 6**].

Tableau 7 : Principaux effectifs des patients adressés aux urgences par les médecins généralistes pour un besoin d'hospitalisation en fonction des disciplines

Disciplines	Besoin d'une hospitalisation	
	Oui (% par rapport à la totalité des besoins d'hospitalisation)	Non (% par rapport à la totalité de l'absence de besoin d'hospitalisation)
Cardiologie	36 (20,5%)	46 (30,1%)
Neurologie	23 (13,1%)	10 (6,5%)
Viscérale	22 (12,5%)	30 (19,6%)
Médecine interne	15 (8,5%)	6 (3,9%)
Pneumologie	15 (8,5%)	6 (3,9%)
Gastro-entérologie	14 (7,9%)	6 (3,9%)
Orthopédie	9 (5,1%)	20 (13,1%)

Les patients adressés pour un besoin d'hospitalisation l'ont été principalement pour de la cardiologie, de la neurologie ou de la chirurgie viscérale. Plus de la moitié des patients adressés pour de la cardiologie, ne l'étaient pas pour un besoin d'hospitalisation [**tableau 7**].

Parmi les 176 patients adressés aux urgences pour un besoin d'hospitalisation, les principaux autres motifs de recours étaient (plusieurs réponses possibles ; les pourcentages ont été calculés par rapport à l'ensemble des patients adressés pour un besoin d'hospitalisation):
- 75 (42,6%) avaient besoin de l'avis d'un spécialiste
- 53 (30,1%) étaient des urgences vitales, fonctionnelles ou douleurs
- 18 (10,2%) étaient des personnes âgées sans proche à domicile
- 13 (7,4%) n'avaient pas de place en hospitalisation directe
- 11 (6,3%) avaient des aides à domicile insuffisantes
- 11 (6,3%) étaient demandeurs (patient ou entourage)

Nous avons présenté les tests statistiques de χ^2 des seules variables significatives.

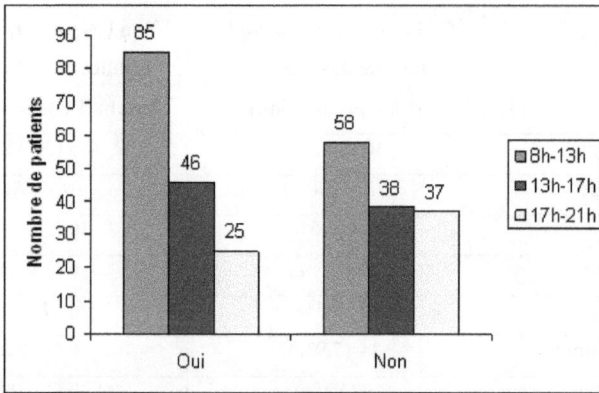

Graphique 49 : Patients adressés aux urgences par les médecins généralistes en fonction du besoin d'une hospitalisation (Oui/Non) et de l'heure de consultation du patient

Les patients adressés aux urgences pour un besoin d'hospitalisation ont consulté d'abord le matin puis la fréquence diminue au fur et à mesure des heures de la journée (p = 0,04) **[graphique 49]**.

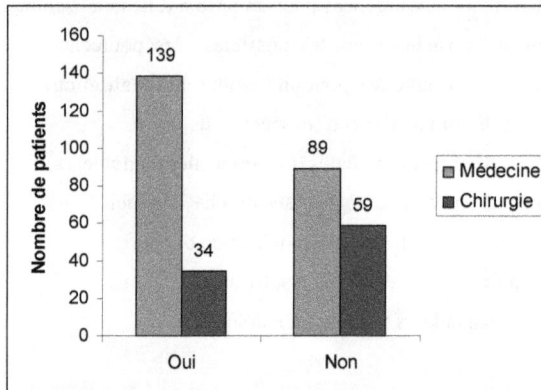

Graphique 50 : Patients adressés aux urgences par les médecins généralistes en fonction du besoin d'une hospitalisation (Oui/Non) et de l'orientation diagnostique médicale ou chirurgicale

Aux patients adressés pour une orientation de médecine était associé un besoin d'hospitalisation pour 61% d'entre eux alors qu'aux patients adressés pour une orientation de chirurgie n'était associé un besoin d'hospitalisation que pour 63,4% (p < 0,01) **[graphique 50]**.

68

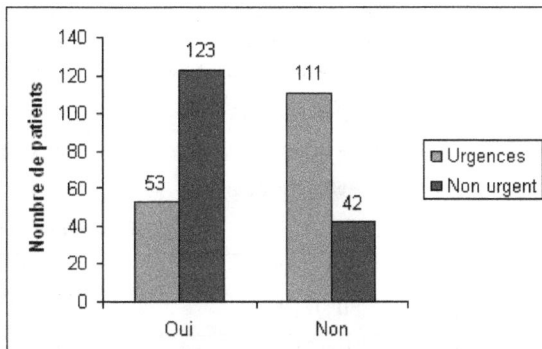

Seuls 53 (32,3%) des patients ont été adressés pour une urgence vitale, fonctionnelle ou douleur et un besoin d'hospitalisation alors que 111 (67,7%) ont été adressés pour une urgence vitale, fonctionnelle ou douleur sans besoin d'hospitalisation et 123 (74,5) ont été adressés pour un besoin d'hospitalisation sans urgence vitale, fonctionnelle ou douleur (p < 0,01) [**graphique 51**].

4.2.1.2. Urgence : vitale, fonctionnelle, douleur

Tableau 8 : Effectif des patients adressés aux urgences par les médecins généralistes pour une urgence vitale, fonctionnelle ou douleur

Urgence : vitale, fonctionnelle ou douleur (U)	Effectif	% de la totalité des types d'urgences (292)	% de la totalité des patients adressés aux urgences (329)
U seulement	111	38	33,7
U + besoin d'hospitalisation	53	18,2	16,1
Total	164	56,2	49,8

Parmi tous les patients adressés aux urgences, 164 (49,8%) ont été adressés pour une urgence vitale, fonctionnelle ou douleur, soit 56,2% des patients adressés pour les types d'urgences [**tableau 8**].

Tableau 9 : Principaux effectifs des patients adressés aux urgences par les médecins généralistes pour une urgence vitale, fonctionnelle ou douleur en fonction des disciplines

Disciplines	Urgence vitale, fonctionnelle ou douleur	
	Oui (% par rapport à la totalité des urgences vitales, fonctionnelles ou douleurs)	Non (% par rapport à la totalité de l'absence d'une urgence vitale, fonctionnelle ou douleur)
Cardiologie	56 (34,1%)	26 (15,8%)
Viscérale	30 (18,3%)	22 (13,3%)
Neurologie	13 (7,9%)	20 (12,1%)
Orthopédie	12 (7,3%)	17 (10,3%)
Pneumologie	12 (7,3%)	9 (5,9%)
Gastro-entérologie	10 (6,1%)	10 (6,1%)

Les patients adressés pour une urgence vitale, fonctionnelle ou douleur l'ont été principalement pour de la cardiologie ou de la chirurgie viscérale. Pour les autres disciplines, plus de la moitié des patients n'étaient pas adressés pour une urgence vitale, fonctionnelle ou douleur sauf les patients adressés pour de la pneumologie [**tableau 9**].

Parmi les 164 patients adressés aux urgences pour une urgence vitale, fonctionnelle ou douleur, les principaux autres motifs de recours étaient (plusieurs réponses possibles ; les pourcentages ont été calculés par rapport à l'ensemble des patients adressés pour une urgence vitale, fonctionnelle ou douleur):

- 56 (34,1%) avaient besoin de l'avis d'un spécialiste
- 53 (32,3%) avaient besoin d'une hospitalisation
- 13 (7,9%) avaient le laboratoire de biologie trop éloigné
- 12 (7,3%) avaient le cabinet de radiologie trop éloigné
- 8 (4,9%) avaient besoin d'examens de diagnostics spécifiques
- 8 (4,9%) étaient des personnes âgées sans proche à domicile

4.2.1.3. Non urgent

Tableau 10 : Effectif des patients adressés aux urgences par les médecins généralistes pour un motif non urgent

Non urgent (N)	Effectif	% par rapport à la totalité des types d'urgences (292)	% par rapport à la totalité des patients adressés aux urgences (329)
N seulement	5	1,7	1,5
N + urgences vitale, fonctionnelle, douleur	0	0	0
N + besoin d'une hospitalisation	1	0,3	0,3
Total	6	2	1,8

Parmi tous les patients adressés aux urgences, 6 (1,8%) ont été adressés pour un motif non urgent, soit 2% des patients adressés pour les types d'urgences [**tableau 10**].

Tableau 11 : Effectif des patients adressés aux urgences par les médecins généralistes pour un motif non urgent en fonction des disciplines

Disciplines	Non urgent (% par rapport à la totalité des non urgents)	Urgent (% par rapport à l'absence d'une urgence)
Orthopédie	2 (33,3%)	27 (8,4%)
Viscérale	2 (33,3%)	50 (15,5%)
Gastro-entérologie	1 (16,7%)	19 (5,9%)
Infectiologie	1 (16,7%)	5 (1,5%)

Les patients adressés pour un motif non urgent l'ont été principalement pour de la chirurgie orthopédique ou viscérale [**tableau 11**].

Après avoir vu les différents types d'urgences, nous allons étudier le recours aux urgences par les médecins généralistes suite à des difficultés de moyens.

4.2.2. Difficultés de moyens

137 patients ont été adressés aux urgences pour défaut de moyens sur les 329 patients adressés aux urgences, soit 41,6% des patients adressés aux urgences. Cela concernait 48,4% d'orientations chirurgicales et 39% d'orientations médicales.

Tableau 12 : Les différents motifs de recours aux urgences par difficulté de moyen des médecins généralistes

MOYENS	Effectif
Besoin d'un avis spécialisé	113
Pas d'examen de diagnostic spécifique + Besoin d'un avis spécialisé	11
Pas d'immobilisation	5
Pas d'examen de diagnostic spécifique	2
Pas de suture + Besoin d'un avis spécialisé	2
Pas de suture	1
Manque de rentabilité	1
Besoin d'un avis spécialisé + Manque de rentabilité	1
Pas d'immobilisation + Pas d'examen de diagnostic spécifique + Besoin d'un avis spécialisé	1

Nous allons étudier successivement les différents manques de moyens : besoin d'un avis spécialisé, d'examens de diagnostics spécifiques, d'immobilisation, de suture et/ou manque de rentabilité.

4.2.2.1. Avis spécialisés

Tableau 13 : Effectif des patients adressés aux urgences par les médecins généralistes pour un avis spécialisé

Besoin d'un avis spécialisé (A)	Effectif	% par rapport à la totalité des types de moyens (137)	% par rapport à la totalité des patients adressés aux urgences (329)
A seulement	113	82,4	34,3
A + Pas d'examen de diagnostic spécifique	11	8%	3,3
A + Pas de suture	2	1,5	0,6
A + Non rentable	1	0,7	0,3
A + Pas d'immobilisation + Pas d'examen de diagnostic spécifique	1	0,7	0,3
Total	128	93,4	38,9

Parmi tous les patients adressés aux urgences, 128 (38,9%) ont été adressés pour un avis spécialisé, soit 93,4% des patients adressés pour un manque de moyens [**tableau 13**].

Tableau 14 : Principaux effectifs des patients adressés aux urgences par les médecins généralistes pour un avis de spécialiste en fonction des disciplines

Disciplines	Besoin d'un avis spécialisé	
	Oui (% par rapport à la totalité du besoin d'un avis spécialisé)	Non (% par rapport à la totalité de l'absence de besoin d'un avis spécialisé)
Cardiologie	27 (21,1%)	55 (27,4%)
Neurologie	22 (17,2%)	11 (5,5%)
Viscérale	19 (14,8%)	33 (16,4%)
Orthopédie	12 (9,4%)	17 (8,5%)
Gastro-entérologie	7 (5,5%)	13 (6,5%)
Pneumologie	7 (5,5%)	14 (6,7%)

Les patients adressés pour un besoin d'avis spécialisé l'ont été principalement pour de la cardiologie, de la neurologie et de la chirurgie viscérale. Seuls plus de la moitié des patients adressés pour un problème de neurologie avaient besoin d'un avis spécialisé contrairement aux autres disciplines [**tableau 14**].

Parmi les 128 patients adressés aux urgences pour un avis spécialisé, les principaux autres motifs de recours étaient (plusieurs réponses possibles ; les pourcentages ont été calculés par rapport à l'ensemble des patients adressés pour un avis spécialisé):

- 75 (58,6%) avaient besoin d'une hospitalisation
- 56 (43,8%) étaient des urgences vitales, fonctionnelles ou douleurs
- 13 (10,2%) avaient des délais d'examens de biologie trop longs
- 12 (9,4%) avaient besoin d'examens de diagnostics spécifiques
- 12 (9,4%) avaient des délais d'examens radiologiques trop longs
- 10 (7,8%) étaient des personnes âgées sans proche à domicile
- 8 (6,3%) n'avaient pas d'hospitalisation directe
- 7 (5,5%) étaient des personnes handicapées et/ou invalides à domicile sans proche

4.2.2.2. Examens de diagnostics spécifiques

Tableau 15 : **Patients adressés aux urgences par les médecins généralistes pour un examen de diagnostic spécifique (BU, strepto test, DEP, saturomètre, examens ophtalmologiques avec fluorescéine...)**

Manque d'examens de diagnostics spécifiques(E)	Effectif	% par rapport à la totalité des types de moyens (137)	% par rapport à la totalité des patients adressés aux urgences (329)
E seulement	2	1,5	0,6
E + Besoin d'un avis spécialisé	11	8,1	3,3
E + Pas d'immobilisation + Besoin d'un avis spécialisé	1	0,7	0,3
Total	14	10,3	4,3

Parmi tous les patients adressés aux urgences, 14 (4,3%) ont été adressés pour manque d'examens de diagnostics spécifiques, soit 10,2% des patients adressés pour un manque de moyens [**tableau 15**].

Tableau 16 : Principaux effectifs des patients adressés aux urgences par les médecins généralistes pour des examens de diagnostics spécifiques selon les disciplines

Disciplines	Manque d'examens de diagnostics spécifiques	
	Oui (% par rapport à la totalité du manque d'examens de diagnostics spécifiques)	Non (% par rapport à la totalité de l'absence d'un manque d'examens de diagnostics spécifiques)
Cardiologie	5 (35,7%)	77 (24,4%)
Orthopédie	2 (14,3%)	27 (8,6%)
Urologie	2 (14,3%)	1 (0,3%)

Les patients adressés pour un manque d'examens de diagnostics spécifiques l'ont été principalement pour de la cardiologie [**tableau 16**].

Parmi les médecins généralistes, 4,3% situés dans l'Eure et 4,3% situés en Seine-Maritime ont adressé des patients aux urgences pour obtenir des examens de diagnostics spécifiques (p=1).

Parmi les 14 patients adressés aux urgences qui n'avaient pas d'examen de diagnostic spécifique, les principaux autres motifs de recours étaient (plusieurs réponses possibles ; les pourcentages ont été calculés par rapport à l'ensemble des patients adressés pour un manque d'examens de diagnostics spécifiques):

- 12 (85,7%) avaient besoin d'un avis spécialisé
- 8 (57,1%) étaient des urgences vitales, fonctionnelles ou douleurs
- 7 (50%) avaient besoin d'une hospitalisation
- 2 (14,3%) étaient des personnes âgées sans proche à domicile
- 2 (14,3%) avaient le cabinet de radiologie trop éloigné

4.2.2.3. Immobilisation

Tableau 17 : **Effectifs des patients adressés aux urgences par les médecins généralistes pour manque d'immobilisation**

Manque d'immobilisation (I)	Effectif	% par rapport à la totalité des types de moyens (137)	% par rapport à la totalité des patients adressés aux urgences (329)
I seulement	5	3,8	1,5
I + Pas d'examen de diagnostic spécifique + Besoin d'un avis spécialisé	1	0,7	0,3
Total	6	4,4	1,8

Parmi tous les patients adressés aux urgences, 6 (1,8%) ont été adressés pour manque d'immobilisation, soit 4,4% des patients adressés pour un manque de moyens [**tableau 17**].

Parmi les 6 patients adressés aux urgences par manque d'immobilisation, les principaux autres motifs de recours étaient (plusieurs réponses possibles ; les pourcentages ont été calculés par rapport à l'ensemble des patients adressés pour manque d'immobilisation) :
- 2 (33,3%) étaient des urgences vitales, fonctionnelles ou douleurs
- 2 (33,3%) avaient des délais de radiologie trop longs

Tous les patients envoyés aux urgences pour une immobilisation avaient une orientation diagnostique chirurgicale orthopédique.

4.2.2.4. Suture

Tableau 18 : Effectif des patients adressés aux urgences par les médecins généralistes pour manque de suture

Manque de suture (S)	Effectif	% par rapport à la totalité des types de moyens (137)	% par rapport à la totalité des patients adressés aux urgences (329)
S seulement	1	0,7	0,3
S + Besoin d'un avis spécialisé	2	1,5	0,6
Total	3	2,2	0,9

Parmi tous les patients adressés aux urgences, 3 (0,9%) ont été adressés pour manque de suture, soit 2,2% des patients adressés pour un manque de moyen [**tableau 18**].

Parmi les 3 patients adressés aux urgences par manque de suture, le principal autre motif de recours était (plusieurs réponses possibles ; les pourcentages ont été calculés par rapport à l'ensemble des patients adressés pour manque de suture):

- 2 (66,7%) avaient besoin d'un avis spécialisé

Toutes les sutures concernaient des orientations diagnostiques chirurgicales.

4.2.2.5. Rentabilité

Tableau 19 : Effectif des patients adressés aux urgences par les médecins généralistes pour manque de rentabilité

Manque de rentabilité (R)	Effectif	% par rapport à la totalité des types de moyens (137)	% par rapport à la totalité des patients adressés aux urgences (329)
R seulement	1	0,7	0,3
R + Besoin d'un avis	1	0,7	0,3

spécialisé			
Total	2	1,5	0,6

Parmi tous les patients adressés aux urgences, 2 (0,6%) ont été adressés pour manque de rentabilité, soit 1,5% des patients adressés pour un manque de moyens [**tableau 19**].

Les 2 patients adressés pour manque de rentabilité avaient consulté un médecin généraliste dans une zone rurale et avaient aussi été adressés pour un manque de temps.

Parmi les médecins généralistes qui manquaient de temps, 22% estimaient qu'il y avait aussi un manque de rentabilité.

Après avoir vu les difficultés de moyens, nous allons étudier le recours aux urgences par les médecins généralistes suite à des problèmes sociaux.

4.2.3. Problèmes sociaux

51 patients ont été adressés aux urgences pour des problèmes sociaux sur les 329 patients adressés aux urgences, soit 15,5% des patients adressés aux urgences.

Tableau 20 : Patients adressés aux urgences par les médecins généralistes pour des problèmes sociaux

PROBLEMES SOCIAUX	Effectif
Personne âgée sans proche	13
Demande du patient ou de son entourage	6
Personne âgée sans proche + Aide à domicile insuffisante	6
Tierce personne dépassée par la charge de travail	5
Personne handicapée/invalide à domicile	5
Aide à domicile insuffisante	4
Personne âgée sans proche + Demande du patient ou de son entourage	2
Aide à domicile insuffisante + Demande du patient ou de son entourage	2
Difficultés financières	1
Tierce personne dépassée par la charge de travail + Aide à domicile insuffisante	1
Tierce personne dépassée par la charge de travail + Demande du patient ou de son entourage	1
Personne handicapée/invalide à domicile + Demande du patient ou de son entourage	1
Personne âgée sans proche + Personne handicapé/invalide sans proche + Difficultés financières	1
Tierce personne dépassée par la charge de travail + Personne handicapée/invalide sans proche + Demande du patient ou de son entourage	1
Tierce personne dépassée par la charge de travail + Aide à domicile insuffisante + Demande du patient ou de son entourage	1
Tierce personne dépassée par la charge de travail + Personne handicapée/invalide à domicile + Aide à domicile insuffisante	1

Nous allons étudier successivement les différents problèmes sociaux : personne âgée à domicile sans proche, aide à domicile insuffisante, demande du patient ou de son entourage, tierce personne dépassée par la charge de travail, personne handicapée et/ou invalide à domicile et/ou difficultés financières.

4.2.3.1. Personne âgée à domicile sans proche

Tableau 21 : Effectifs des patients adressés aux urgences par les médecins généralistes car personne âgée sans proche à domicile

Personne âgée à domicile sans proche (PA)	Effectif	% par rapport à la totalité des types de problèmes sociaux (51)	% par rapport à la totalité des patients adressés aux urgences (329)
PA seulement	13	25,5	4
PA + Aide à domicile insuffisante	6	11,8	1,8
PA + Demande du patient ou de son entourage	2	3,9	0,6
PA + Personne handicapée/invalide à domicile + Difficultés financières	1	2	0,3
Total	22	43,1	6,7

Parmi tous les patients adressés aux urgences, 22 (6,7%) ont été adressés pour une personne âgée à domicile sans proche, soit 43,1% des patients adressés pour des problèmes sociaux [**tableau 21**].

Tableau 22 : Principaux effectifs des patients adressés aux urgences par les médecins généralistes car personne âgée sans proche à domicile en fonction des disciplines

Disciplines	Personne âgée à domicile sans proche	
	Oui (% par rapport à la totalité des personnes âgées à domicile sans proche)	Non (% par rapport à la totalité de l'absence de personne âgée à domicile sans proche)
Cardiologie	7 (31,8%)	75 (24,4%)
Orthopédie	3 (13,6%)	26 (8,5%)
Rhumatologie	3 (13,6%)	2 (0,7%)
Médecine interne	2 (9,1%)	19 (6,2%)
Neurologie	2 (9,1%)	31 (10,1%)
Sans diagnostic	2 (9,1%)	6 (2%)

Les patients adressés pour personne âgée à domicile sans proche l'ont été principalement pour de la cardiologie [**tableau 22**].

Parmi les 22 patients adressés aux urgences qui étaient des personnes âgées à domicile sans proche, les principaux autres motifs de recours étaient (plusieurs réponses possibles ; les pourcentages ont été calculés par rapport à l'ensemble des patients adressés pour personne âgée à domicile sans proche):

- 18 (82%) avaient besoin d'une hospitalisation
- 10 (45,5%) avaient besoin d'un avis de spécialiste
- 8 (36,4%) étaient des urgences vitales, fonctionnelles ou douleurs
- 6 (27%) avaient des aides à domicile insuffisantes
- 3 (13,6%) n'avaient pas d'hospitalisation directe
- 2 (9,1%) avaient besoin d'examens de diagnostiques spécifiques
- 2 (9,1%) étaient demandeurs (patient ou entourage)

4.2.3.2. Aide à domicile insuffisante

Tableau 23: Effectifs des patients adressés aux urgences par les médecins généralistes pour aide à domicile insuffisante

Aide à domicile insuffisance (AD)	Effectif	% par rapport à la totalité des types de problèmes sociaux (51)	% par rapport à la totalité des patients adressés aux urgences (329)
AD + Personne âgée à domicile sans proche	6	11,8	1,8
AD seulement	4	7,8	1,2
AD + Demande du patient ou de son entourage	2	3,9	0,6
AD + Tierce personne dépassée par la charge de travail	1	2	0,3
AD + Tierce personne dépassée par la charge de travail + Demande du patient ou de son entourage	1	2	0,3
AD + Tierce personne dépassée par la charge de travail + Personne handicapée/invalide à domicile	1	2	0,3
Total	15	29,4	4,5

Parmi tous les patients adressés aux urgences, 15 (4,5%) ont été adressés pour une aide à domicile insuffisante, soit 29,4% des patients adressés pour des problèmes sociaux [**tableau 23**].

Tableau 24 : **Principaux effectifs des patients adressés aux urgences par les médecins généralistes pour aide à domicile insuffisante en fonction des disciplines**

Disciplines	Aide à domicile insuffisante	
	Oui (% par rapport à la totalité des aides à domicile insuffisantes)	Non (% par rapport à la totalité de l'absence d'une aide à domicile insuffisante)
Médecine interne	3 (20%)	18 (5,7%)
Cardiologie	2 (13,3%)	80 (25,5%)
Orthopédie	2 (13,3%)	27 (8,6%)
Rhumatologie	2 (13,3%)	3 (1%)

Parmi les 15 patients adressés aux urgences pour aide à domicile insuffisante, les principaux autres motifs de recours étaient (plusieurs réponses possibles ; les pourcentages ont été calculés par rapport à l'ensemble des patients adressés pour une aide à domicile insuffisante):

- 11 (73,3%) avaient besoin d'une hospitalisation
- 6 (40%) étaient des personnes âgées sans proche à domicile
- 5 (33,3%) avaient besoin de l'avis d'un spécialiste
- 4 (26,7%) étaient des urgences vitales, fonctionnelles ou douleurs
- 3 (20%) avaient une tierce personne dépassée par la charge de travail
- 3 (20%) étaient demandeurs (patient ou entourage)
- 2 (13,3%) n'avaient pas de place en hospitalisation directe

4.2.3.3. Demande du patient ou de son entourage

Tableau 25 : Effectifs des patients adressés aux urgences par les médecins généralistes à la demande du patient ou de son entourage

Demande du patient ou de son entourage (D)	Effectif	% par rapport à la totalité des types de problèmes sociaux (51)	% par rapport à la totalité des patients adressés aux urgences (329)
D seulement	6	11,8	1,8
D + Personne âgées à domicile sans proche	2	3,9	0,6
D + Aide à domicile insuffisante	2	3,9	0,6
D + Tierce personne dépassée par la charge de travail	1	2	0,3
D + Personne handicapée/invalide à domicile	1	2	0,3
D + Tierce personne dépassée par la charge de travail + Personne handicapée/invalide à domicile	1	2	0,3
D + Aide à domicile insuffisante	1	2	0,3
Total	14	27,5	4,3

Parmi tous les patients adressés aux urgences, 14 (4,3%) ont été adressés suite à la demande du patient ou de son entourage, soit 27,5% des patients adressés pour des problèmes sociaux [**tableau 25**].

Tableau 26 : Principaux effectifs des patients adressés aux urgences par les médecins généralistes à la demande du patient ou de son entourage en fonction des disciplines

Disciplines	Demande du patient ou de son entourage	
	Oui (% par rapport à la totalité des demandes du patient ou de son entourage)	Non (% par rapport à la totalité de l'absence de demande du patient ou de son entourage)
Médecine interne	4 (28,5%)	17 (5,4%)
Neurologie	3 (21,4%)	30 (9,5%)
Cardiologie	2 (14,3%)	80 (25,4%)
Psychiatrie	2 (14,3%)	9 (2,9%)

Parmi les 14 patients adressés aux urgences à leur demande ou celle de leur entourage, les principaux autres motifs de recours étaient (plusieurs réponses possibles ; les pourcentages ont été calculés par rapport à l'ensemble des patients adressés suite à la demande du patient ou de son entourage):

- 11 (78,6%) avaient besoin d'une hospitalisation
- 6 (42,9%) avaient besoin de l'avis d'un spécialiste
- 3 (21,4%) avaient une tierce personne dépassée par la charge de travail
- 3 (21,4%) avaient des aides à domicile insuffisantes
- 2 (14,1%) n'avaient pas de place en hospitalisation directe
- 2 (14,1%) étaient des personnes âgées sans proche à domicile
- 2 (14,1%) étaient des personnes handicapées et/ou invalides à domicile

4.2.3.4. Tierce personne dépassée par la charge de travail

Tableau 27 : Effectifs des patients adressés aux urgences par les médecins généralistes car la tierce personne est dépassée par la charge de travail

Tierce personne dépassée par la charge de travail (T)	Effectif	% par rapport à la totalité des types de problèmes sociaux (51)	% par rapport à la totalité des patients adressés aux urgences (329)
T seulement	5	9,8	1,5
T + Aide à domicile insuffisante	1	2	0,3
T + Demande du patient ou de son entourage	1	2	0,3
T + Personne handicapée/invalide à domicile+ Aide à domicile insuffisante	1	2	0,3
T + Personne handicapée/invalide à domicile +Demande du patient ou de son entourage	1	2	0,3
T + Aide à domicile insuffisante + Demande du patient ou de son entourage	1	2	0,3
Total	10	19,6	3

Parmi tous les patients adressés aux urgences, 10 (3%) ont été adressés pour une tierce personne dépassée par la charge de travail, soit 19,6% des patients adressés pour des problèmes sociaux [**tableau 27**].

Tableau 28 : Principaux effectifs des patients adressés aux urgences par les médecins généralistes car la tierce personne est dépassée par la charge de travail en fonction des disciplines

Disciplines	Tierce personne dépassée par la charge de travail	
	Oui (% par rapport à la totalité des tierces personnes dépassée par la charge de travail)	Non (% par rapport à la totalité de l'absence d'une tierce personne dépassée par la charge de travail)
Cardiologie	4 (40%)	78 (24,5%)
Médecine interne	3 (30%)	18 (5,6%)

Les patients adressés pour une tierce personne dépassée par la charge de travail l'ont été principalement pour de la cardiologie ou de la chirurgie viscérale [**tableau 28**].

Parmi les 10 patients adressés aux urgences car la tierce personne était dépassée par la charge de travail, les principaux autres motifs de recours étaient (plusieurs réponses possibles ; les pourcentages ont été calculés par rapport à l'ensemble des patients adressés pour une tierce personne dépassée par la charge de travail):

- 5 (50%) avaient besoin d'une hospitalisation
- 4 (40%) avaient besoin de l'avis d'un spécialiste
- 3 (30%) avaient des aides à domicile insuffisantes
- 3 (30%) étaient demandeurs (patient ou entourage)
- 2 (20%) étaient des urgences vitales, fonctionnelles ou douleurs
- 2 (20%) étaient des personnes handicapées/invalides à domicile

4.2.3.5. Personne handicapée / invalide à domicile

Tableau 29 : Effectifs des patients adressés aux urgences par les médecins généralistes car personne handicapée et/ou invalide à domicile

Personne handicapée/invalide à domicile (PH)	Effectif	% par rapport à la totalité des types de problèmes sociaux (51)	% par rapport à la totalité des patients adressés aux urgences (329)
PH seulement	5	9,8	1,5
PH + Demande du patient ou de son entourage	1	2	0,3
PH + Personne âgée à domicile sans proche + Difficultés financières	1	2	0,3
PH + Tierce personne dépassée par la charge de travail + Demande du patient ou de son entourage	1	2	0,3
PH + Tierce personne dépassée par la charge de travail + Aide à domicile insuffisante	1	2	0,3
Total	9	17,6	2,7

Parmi tous les patients adressés aux urgences, 9 (2,7%) ont été adressés pour une personne handicapée/invalide à domicile, soit 17,6% des patients adressés pour des problèmes sociaux [**tableau 29**].

Disciplines	Personne handicapée/invalide à domicile	
	Oui (% par rapport à la totalité des personnes handicapées et/ou invalides à domicile)	**Non (% par rapport à la totalité de l'absence d'une personne handicapée et/ou invalide à domicile)**
Neurologie	3 (33,3%)	30 (9,4%)
Orthopédie	2 (22,2%)	27 (8,4%)
Pneumologie	2 (22,2%)	19 (5,9%)

Parmi les personnes handicapées et/ou invalides à domicile, 78% ont consulté un médecin en zone urbaine et 22% en zone rurale. 78% ont consulté en cabinet de groupe et 22% en cabinet individuel. Les mêmes proportions étaient observées mais les cabinets de groupe n'étaient pas systématiquement en zone urbaine et les cabinets individuels en zone rurale.

Parmi les 9 patients adressés aux urgences qui étaient des personnes handicapées et/ou invalides à domicile, les principaux autres motifs de recours étaient (plusieurs réponses possibles ; les pourcentages ont été calculés par rapport à l'ensemble des patients adressés pour une personne handicapée et/ou invalide à domicile):
- 8 (88,8%) avaient besoin d'une hospitalisation
- 7 (77,7%) avaient besoin de l'avis d'un spécialiste
- 5 (55,5%) étaient des urgences vitales, fonctionnelles ou douleurs
- 2 (22,2%) avaient la tierce personne dépassée par la charge de travail dont une avait aussi des aides à domicile insuffisantes
- 2 (22,2%) étaient demandeurs (patient ou entourage)

4.2.3.6. Difficultés financières

<u>Tableau 31</u> : **Effectifs des patients adressés aux urgences par les médecins généralistes pour difficultés financières**

Difficultés financières (F)	Effectif	% par rapport à la totalité des types de problèmes sociaux (51)	% par rapport à la totalité des patients adressés aux urgences (329)
F seulement	1	2	0,3
F + Personne âgée à domicile sans proche + Personne handicapée/invalide à domicile	1	2	0,3
Total	2	4	0,6

Parmi tous les patients adressés aux urgences, 2 (0,6%) ont été adressés pour des difficultés financières, soit 4% des patients adressés pour des problèmes sociaux [**tableau 31**].

Parmi les 2 patients adressés aux urgences pour difficultés financières, tous étaient aussi adressés pour une urgence vitale, fonctionnelle ou douleur et avaient besoin de l'avis d'un spécialiste.

Après avoir vu les problèmes sociaux, nous allons étudier le recours aux urgences par les médecins généralistes suite à des difficultés de radiologie.

4.2.4. Radiologie

<u>Tableau 32</u> : **Patients adressés aux urgences par les médecins généralistes pour un problème de radiologie**

RADIOLOGIE	Effectifs
Délais trop tardifs	24
Cabinet éloigné	2
Cabinet éloigné et délai trop tardif	2

90

Nous allons étudier successivement les différentes difficultés de radiologie : délais d'examens radiologiques trop longs et/ou cabinet de radiologie trop éloigné.

4.2.4.1. Délais d'examens trop longs

Tableau 33 : Patients adressés aux urgences par les médecins généralistes pour délais d'examens radiologiques trop longs

Délais d'examens radiologiques trop longs (DR)	Effectif	% par rapport à la totalité des types de radiologie (28)	% par rapport à la totalité des patients adressés aux urgences (329)
DR seulement	24	85,7	7,3
DR + Cabinet trop éloigné	2	7,1	0,6
Total	26	92,9	7,9

Parmi tous les patients adressés aux urgences, 26 (7,9%) ont été adressés pour des délais d'examens radiologiques trop longs, soit 92,9% des patients adressés pour des difficultés de radiologie [**tableau 33**].

Tableau 34 : Principaux effectifs des patients adressés aux urgences par les médecins généralistes pour délais d'examens radiologiques trop longs en fonction des disciplines

Disciplines	Délais d'examens radiologiques trop longs	
	Oui (% par rapport à la totalité des délais d'examens radiologiques trop longs)	Non (% par rapport à la totalité de l'absence de délais d'examens radiologiques trop longs)
Orthopédie	6 (23,1%)	23 (7,6%)
Pneumologie	5 (19,2%)	16 (5,3%)
Viscérale	5 (19,2%)	47 (15,6%)
Cardiologie	3 (11,5%)	79 (26,2%)
Gynécologie	2 (7,7%)	3 (0,1%)
Infectiologie	2 (7,7%)	4 (1,3%)

Parmi les patients adressés aux urgences pour des délais de radiologie trop longs, 54% étaient situés entre 11 et 20 km du CH de proximité et 27% à moins de 10 km du CH de proximité.

Parmi les 26 patients adressés aux urgences pour des délais d'examens radiologiques trop longs, les principaux autres motifs de recours étaient (plusieurs réponses possibles ; les pourcentages ont été calculés par rapport à l'ensemble des patients adressés pour des délais d'examens radiologiques trop longs):

- 13 (50%) étaient des urgences vitales, fonctionnelles ou douleurs
- 13 (50%) avaient besoin de l'avis d'un spécialiste
- 11 (42,3%) avaient des délais d'examens de biologie trop longs
- 7 (26,9%) avaient besoin d'une hospitalisation
- 3 (11,5%) n'avaient pas de place en hospitalisation directe
- 2 (7,7%) avaient besoin d'une immobilisation
- 2 (7,7%) avaient besoin d'examens de diagnostiques spécifiques
- 2 (7,7%) avaient le cabinet de radiologie trop éloigné

Parmi les 26 patients adressés aux urgences pour un motif de délais de radiologie trop longs, 11 l'ont été pour une orientation diagnostique médicale et 15 l'ont été pour une orientation diagnostique chirurgicale (p < 0,01).

4.2.4.2. Cabinet éloigné

Tableau 35 : Patients adressés aux urgences par les médecins généralistes pour cabinet de radiologie trop éloigné

Cabinet de radiologie trop éloigné (Rx)	Effectif	% par rapport à la totalité des types de radiologie (28)	% par rapport à la totalité des 329 patients adressés aux urgences
Rx seulement	2	7,1	0,6
Rx + délai trop tardif	2	7,1	0,6
Total	4	14,3	1,2

Parmi tous les patients adressés aux urgences, 4 (1,2%) ont été adressés pour un cabinet de radiologie éloigné, soit 14,3% des patients adressés pour des difficultés de radiologie [**tableau 35**].

Parmi les patients adressés aux urgences pour un motif de cabinet de radiologie trop éloigné, 75% ont consulté un médecin en zone rurale et 25% en zone urbaine.

Parmi les 4 patients adressés aux urgences pour cabinet de radiologie trop éloigné, les principaux autres motifs de recours étaient (plusieurs réponses possibles ; les pourcentages ont été calculés par rapport à l'ensemble des patients adressés pour un cabinet de radiologie trop éloigné):

- 3 (75%) étaient des urgences vitales, fonctionnelles ou douleurs
- 2 (50%) avaient besoin d'une hospitalisation
- 2 (50%) avaient des délais d'examens radiologiques trop longs

Après avoir vu les difficultés de radiologie, nous allons étudier le recours aux urgences par les médecins généralistes suite à des difficultés de biologie.

4.2.5. Biologie

Tableau 36 : Patients adressés aux urgences par les médecins généralistes pour un problème de biologie

BIOLOGIE	Effectif
Délais d'obtention tardifs	23
Laboratoire éloigné	1

Nous allons étudier successivement les différentes difficultés de biologie : délais d'examens biologiques trop longs et/ou cabinet de biologie trop éloigné.

4.2.5.1. Délais d'examens trop longs

Tableau 37 : Effectifs des patients adressés aux urgences par les médecins généralistes pour délais d'examens de biologie trop longs

Délais d'examens de biologie trop longs (DB)	Effectif	% par rapport à la totalité des types de biologie (24)	% par rapport à la totalité des patients adressés aux urgences (329)
DB seulement	23	95,8	7
Total	23	95,8	7

Parmi tous les patients adressés aux urgences, 23 (7%) ont été adressés pour des délais d'examens de biologie trop long, soit 95,8% des patients adressés pour des difficultés de biologie [tableau 37].

93

Tableau 38 : Principaux effectifs des patients adressés aux urgences par les médecins généralistes pour délais d'examens de biologie trop longs en fonction des disciplines

Disciplines	Délais d'examens de biologie trop longs	
	Oui (% par rapport à la totalité des délais d'examens biologiques trop longs)	Non (% par rapport à la totalité de l'absence de délais d'examens biologiques trop longs)
Viscérale	6 (26,1%)	46 (15%)
Cardiologie	5 (21,7%)	77 (25,2%)
Gynécologie	2 (8,7%)	3 (1%)
Infectiologie	2 (8,7%)	4 (1,3%)
Médecine interne	2 (8,7%)	19 (6,2%)

Les patients adressés pour des délais d'examens de biologie trop longs l'ont été principalement pour de la chirurgie viscérale et de la cardiologie [**tableau 38**].

Parmi les 9% de patients adressés aux urgences pour des délais d'examens de biologie trop longs, les principaux autres motifs de recours étaient (plusieurs réponses possibles ; les pourcentages ont été calculés par rapport à l'ensemble des patients adressés pour des délais d'examens de biologie trop longs):

- 13 (56,5%) étaient des urgences vitales, fonctionnelles ou douleurs
- 13 (56,5%) avaient besoin d'un avis de spécialiste
- 11 (47,9%) avaient des délais d'examens radiologiques trop longs
- 8 (34,8%) avaient besoin d'une hospitalisation
- 2 (8,7%) étaient non urgents
- 2 (8,7%) n'avaient pas de place en hospitalisation directe

Parmi les patients adressés aux urgences pour des délais d'examens biologiques trop longs, à 48% était associé à des délais d'examens radiologiques trop longs.

4.2.5.2. Laboratoire éloigné

Tableau 39: Patient adressé aux urgences par les médecins généralistes car le laboratoire de biologie est trop éloigné

Laboratoire de biologie trop éloigné (L)	Effectif	% par rapport à la totalité des types de biologie (24)	% par rapport à la totalité des patients adressés aux urgences (329)
L seulement	1	4,2	0,3
Total	1	4,2	0,3

Parmi tous les patients adressés aux urgences, 1 (0,3%) a été adressé pour cause de laboratoire de biologie éloigné, soit 4,2% des patients adressés pour des difficultés de biologie [**tableau 39**].

Après avoir vu les difficultés de biologie, nous allons étudier le recours aux urgences par les médecins généralistes suite à des difficultés de structures d'accueil.

4.2.6. Structures d'accueil

18 patients ont été adressés aux urgences pour difficultés de structures d'accueil sur les 329 patients adressés aux urgences, soit 5,5% des patients adressés aux urgences.

Tableau 40 : Patients adressés aux urgences par défaut des structures d'accueil contactées par les médecins généralistes

STRUCTURES D'ACCUEIL	Effectif
Pas d'hospitalisation directe	10
Sur conseils de spécialistes	3
Pas d'HAD, moyen séjour ou long séjours	2
Sur conseils de spécialistes + Pas d'hospitalisation directe	2
Sur conseils de spécialistes + Pas d'HAD, moyen ou long séjours + Pas d'hospitalisation directe	1

Nous avons étudié successivement les défauts de structures d'accueil : pas d'hospitalisation directe et/ou passage aux urgences sur les conseils d'un spécialiste et/ou pas de place en HAD, moyen et long séjours.

4.2.6.1. Hospitalisation directe

Tableau 41 : Effectifs de patients adressés aux urgences par les médecins généralistes par défaut de place en hospitalisation directe

Défaut d'hospitalisation directe (HD)	Effectif	% par rapport à la totalité des types de structures d'accueil (18)	% par rapport à la totalité des patients adressés aux urgences (329)
HD seulement	10	55,6	3
HD + Sur conseils de spécialistes	2	11,1	0,6
HD + Sur conseils de spécialistes + Pas d'HAD, moyen ou long séjours	1	5,6	0,3
Total	13	72,2	4

Parmi tous les patients adressés aux urgences, 13 (4%) ont été adressés pour une absence de place en hospitalisation directe, soit 72,2% des patients adressés pour des difficultés de structures d'accueil [**tableau 41**].

Tableau 42 : Principaux effectifs des patients adressés aux urgences par les médecins généralistes par défaut de place en hospitalisation directe en fonction des disciplines

Disciplines	Défaut d'hospitalisation directe	
	Oui (% par rapport à la totalité des manques d'hospitalisation directe)	Non (% par rapport à la totalité de l'absence de manque d'hospitalisation directe)
Médecine interne	3 (23,1%)	18 (5,7%)
Neurologie	2 (15,4%)	31 (9,8%)
Orthopédie	2 (15,4%)	27 (8,5%)
Pneumologie	2 (15,4%)	19 (6%)

Parmi les 13 patients adressés aux urgences pour défaut de place en hospitalisation directe, les principaux autres motifs de recours étaient (plusieurs réponses possibles ; les pourcentages ont été calculés par rapport à l'ensemble des patients adressés pour un manque de place en hospitalisation directe):

- 13 (100%) avaient besoin d'une hospitalisation
- 8 (61,5%) avaient besoin d'un avis de spécialiste
- 5 (38,5%) étaient des urgences vitales, fonctionnelles ou douleurs
- 3 (23,1%) étaient conseillés par le spécialiste
- 3 (23,1%) étaient des personnes âgées à domicile sans proche
- 3 (23,1%) avaient des délais d'examens radiologiques trop longs
- 2 (15,4%) avaient des aides à domicile insuffisantes
- 2 (15,4%) étaient demandeurs (patient ou entourage)
- 2 (15,4%) avaient des délais d'examens biologiques trop longs

4.2.6.2. Sur conseils de spécialistes

Tableau 43 : Effectifs des patients adressés aux urgences par les médecins généralistes sur les conseils de spécialistes

Sur conseils du spécialiste (C)	Effectif	% par rapport à la totalité des types de structures d'accueil (18)	% par rapport à la totalité des patients adressés aux urgences (329)
C seulement	3	16,7	0,9
C + Pas d'hospitalisation directe	2	11,1	0,6
C + Pas d'hospitalisation directe + Pas d'HAD, moyen ou long séjours	1	5,6	0,3
Total	6	33,3	1,8

Parmi tous les patients adressés aux urgences, 6 (1,8%) ont été adressés suite aux conseils de spécialistes, soit 33,3% des patients adressés pour des difficultés de structures d'accueil [**tableau 43**].

Parmi les patients adressés aux urgences sur conseils de spécialistes, 66% des médecins consultés étaient situés en zone rurale et 33% en zone urbaine; 66% avaient l'existence à proximité d'une maison médicale multidisciplinaire; enfin, il y avait systématiquement un besoin d'hospitalisation associé dont 3 patients pour qui l'hospitalisation directe était impossible.

Parmi les 6 patients adressés aux urgences suite aux conseils de spécialistes, les principaux autres motifs de recours étaient (plusieurs réponses possibles ; les pourcentages ont été calculés par rapport à l'ensemble des patients adressés suite aux conseils de spécialistes):

- 6 (100%) avaient besoin d'une hospitalisation
- 4 (66,7%) avaient besoin d'un avis spécialisé
- 3 (50%) étaient des urgences vitales, fonctionnelles ou douleurs
- 3 (50%) n'avaient pas de place en hospitalisation directe

4.2.6.3. HAD, moyen séjour, long séjour

Tableau 44 : Effectifs des patients adressés aux urgences par les médecins généralistes par défaut de place en HAD, moyen ou long séjour

Défaut de place en HAD, moyen séjour ou long séjour (H)	Effectif	% par rapport à la totalité des types de structures d'accueil (18)	% par rapport à la totalité des patients adressés aux urgences (329)
H seulement	2	11,1	0,6
H + Sur conseils de spécialistes + Pas d'hospitalisation directe	1	5,6	0,3
Total	3	16,7	0,9

Parmi tous les patients adressés aux urgences, 3 (0,9%) ont été adressés pour un défaut de place en HAD, moyen ou long séjour, soit 16,7% des patients adressés pour des difficultés de structures d'accueil [**tableau 44**].

98

Parmi les 3 patients adressés aux urgences pour défaut de place en HAD, moyen ou long séjour, un besoin d'hospitalisation et d'avis spécialisé leur était aussi associé.

Après avoir vu les difficultés de structures d'accueil, nous allons étudier le recours aux urgences par les médecins généralistes suite à des difficultés de temps.

4.2.7. Difficulté de temps

Parmi les patients adressés aux urgences par les médecins généralistes, 9 (2,7%) l'ont été pour un manque de temps.

<u>Tableau 45</u> : **Principaux effectifs des patients adressés aux urgences par manque de temps en fonction des disciplines**

Disciplines	Manque de temps	
	Oui (% par rapport à la totalité des manques de temps)	Non (% par rapport à la totalité de l'absence de manque de temps)
Orthopédie	2 (22,2%)	27 (8,4%)
Viscérale	2 (22,2%)	50 (15,6%)
Cardiologie	1 (11,1%)	81 (25,3%)
Infectiologie	1 (11,1%)	5 (1,6%)
ORL	1 (11,1%)	1 (0,3%)
Pneumologie	1 (11,1%)	20 (6,25%)
Sans diagnostic	1 (11,1%)	7 (2,2%)

Les patients adressés pour un manque de temps l'ont été principalement pour de la chirurgie orthopédique et viscérale [**tableau 45**].

Parmi les médecins généralistes qui manquaient de temps, 66,7% étaient de l'Eure et 33,3% étaient de Seine-Maritime.

Parmi les patients adressés par manque de temps, 37,5% étaient concernés par des orientations diagnostiques médicales et 62,5% par des orientations diagnostiques chirurgicales.

Parmi les 9 patients adressés par manque de temps, les principaux autres motifs de recours étaient (plusieurs réponses possibles ; les pourcentages ont été calculés par rapport à l'ensemble des patients adressés pour un manque de temps):

99

- 4 (44,4%) avaient besoin d'un avis spécialisé (1 sur appel téléphonique et 3 sur consultation en semaine)
- 2 (22,2%) correspondaient à un acte non rentable

Parmi les 9 patients adressés par manque de temps, les consultations ont eu lieu:

- 6 (66,7%) en semaine
- 2 (22,2%) par appels téléphoniques
- 1 (11,1%) lors d'un week-end et/ou garde

Au total, les médecins généralistes ont principalement recours aux urgences pour :
- **Besoin d'hospitalisation (53,5%)**
- **Urgence vitale, fonctionnelle ou douleur (49,8%)**
- **Besoin d'un avis spécialisé (35,9%)**
- **Délai d'examens radiologiques trop longs (7,9%)**
- **Délai d'examens de biologie trop longs (7%)**
- **Personne âgée à domicile sans proche (6,7%)**
- **Aide à domicile insuffisante (4,5%)**
- **Besoin d'examens de diagnostics spécifiques (4,3%)**
- **Demande du patient ou de son entourage (4,3%)**
- **Pas d'hospitalisation directe (4%)**

DISCUSSION

Nous allons discuter successivement les différentes caractéristiques des médecins généralistes puis de leurs influences sur l'envoi de patients aux urgences et des motifs de recours aux urgences ; enfin, nous essayerons de définir des perspectives pour diminuer le nombre de recours aux urgences ainsi que les forces et les limites de notre étude.

1. <u>Caractéristiques des médecins généralistes</u>

1.1. Age et sexe

La démographie médicale est un véritable problème de santé publique.

D'une part, la profession médicale vieillit. Notre étude vérifie que la moyenne d'âge des médecins généralistes, au niveau régional, est de 50 ans; les médecins généralistes remplaçants ayant majoritairement moins de 35 ans, leur faible nombre ne permet pas de diminuer la moyenne d'âge.

D'autre part, les jeunes femmes représentent une part non négligeable de l'ensemble des médecins généralistes (25,9%); or, ces femmes médecins travaillent environ 6 heures de moins de manière hebdomadaire que leurs collègues masculins, sans qu'il y ait d'effet sur les compétences. De plus, elles partent en retraite bien souvent avant leurs homologues masculins.[28]

1.2. Département d'exercice

Nous notons qu'il y a des proportions similaires d'hommes et de femmes dans les deux départements de Haute-Normandie. Selon les Pages Jaunes de 2009, 25,4% des médecins généralistes Hauts-Normands se situent dans l'Eure et 74,6% en Seine-Maritime, comme dans notre étude. Il n'y a pas de biais de recrutement.

1.3. Zone d'exercice

Une étude de la DREES, montre que 79% des médecins généralistes exercent en milieu urbain et 21% en milieu rural.[30] Dans l'Eure, la majorité des médecins généraliste exerce en milieu semi-rural alors qu'en Seine-Maritime, l'exercice est majoritairement en milieu urbain. Nous pensons que l'activité en milieu urbain est moins contraignante qu'en milieu rural. De plus, les médecins généralistes vont s'installer en fonction de la densité de population et elle est plus importante en ville. L'Eure est un département plus rural que la Seine-Maritime, ce que nous constatons dans la répartition et la féminisation des médecins généralistes sur le territoire de la Haute-Normandie. La féminisation étant plus importante en milieu urbain, les femmes médecins sont plus nombreuses en Seine-Maritime que dans l'Eure.

1.4. Mode d'exercice

Les médecins généralistes ont une activité majoritairement en groupe. L'évolution de la profession médicale favorise l'exercice en groupe pour une meilleure qualité de vie. Cet effet est majoré en début et en fin de carrière professionnelle : cela est peut-être dû à l'évolution des mentalités pour les jeunes générations et à une diminution d'activité sans pénaliser la patientèle pour les anciennes générations.

Une étude menée par l'Union Régionale des Médecins Libéraux de Rhône-Alpes en 2003 montre les raisons conduisant les médecins généralistes à exercer en cabinet de groupe :
- les hommes mettent en exergue les possibilités d'échanges professionnels, la mise en commun des moyens et l'aménagement possible des horaires.
- les femmes y voient plutôt un aménagement des horaires, une meilleure qualité de vie et la possibilité de dégager davantage de temps libre. [34]

1.5. Nombre d'année d'exercice en médecine générale

Les hommes ont plus d'expérience professionnelle que les femmes. Cela permet de confirmer que la moyenne d'âge des hommes médecins généralistes est plus élevée que celle des femmes médecins généralistes. En effet, la féminisation bien que progressive est encore récente dans la profession.

1.6. Nombre d'actes hebdomadaires

. Parmi les médecins, les remplaçants effectuent moins d'actes que les femmes qui effectuent elles-mêmes, moins d'actes que les hommes. Cette situation peut s'expliquer par une moins grande fréquentation du cabinet quand le médecin traitant est remplacé, ou un désir des plus jeunes médecins de prendre leur temps. Les femmes travaillent en moyenne moins que les hommes dans bien des professions. En effet, malgré l'évolution des mentalités, les femmes effectuent encore beaucoup de tâches ménagères et participent plus à l'éducation des enfants que les hommes. Les femmes médecins ne sont pas épargnées et elles doivent probablement aussi assurer ces charges dans leur foyer.

1.7. Participation à une FMC

Selon l'article 11 du code de déontologie médicale (article R.4127-11 du code de santé publique), « tout médecin doit entretenir et perfectionner ses connaissances ; il doit prendre toutes dispositions nécessaires pour participer à des actions de formation continue. Tout médecin participe à l'évaluation des pratiques professionnelles.»

Les médecins généralistes ne participant pas à une FMC se forment probablement d'une autre manière mais ce questionnaire n'explorait pas les autres pistes (abonnements à des revues médicales, participation à des congrès, DU…).

1.8. Présence d'une maison médicale multidisciplinaire

Les maisons médicales sont deux fois moins présentes auprès des médecins généralistes de l'Eure que de ceux de la Seine-Maritime.

Le développement de ces structures pourrait permettre d'obtenir un avis de spécialiste plus rapidement et pourrait éviter des passages aux urgences.

1.9. Distance entre le cabinet du médecin généraliste et les différents plateaux techniques

1.9.1 Distance cabinet médical - structures hospitalières

D'une part, les médecins généralistes sont majoritairement établis à plus de 30 km du CHU quel que soit le département ou le sexe. Ce constat est moins prononcé dans la Seine-Maritime que dans l'Eure, ce qui est peu étonnant car le CHU se situe à Rouen en Seine-Maritime. Les femmes médecins généralistes se situent plus près du CHU que leurs homologues masculins. D'autre part, les médecins de Seine-Maritime sont majoritairement à moins de 10 km d'un CH de proximité alors que les médecins de l'Eure sont en majorité entre 11 et 20 km du CH de proximité.

Selon la thèse d'Agnès Jacquet, 47,8% des médecins généralistes ont leur lieu d'exercice à plus de 30 km du CH de Châteauroux et 38,5% à moins de 10 km du CH de proximité.[21] Quelle que soit la région de France, peu de médecins généralistes sont à proximité de leur CHU mais un CH de proximité est généralement facilement accessible.

1.9.2. Distance cabinet médical - plateaux techniques de ville

Quel que soit le département, les laboratoires de biologie et les cabinets de radiologie sont majoritairement à moins de 10 km du cabinet médical.

Dans une étude réalisée dans l'Indre, la majorité des médecins généralistes sont situés à moins de 10 km du laboratoire de biologie (54,4%) et du cabinet de radiologie (48,6%).[21]

Nous pouvons constater que la plupart des cabinets des médecins généralistes ont un plateau technique (biologie et radiologie) ainsi qu'une structure hospitalière à proximité quelle que soit la région de France.

.

2. Patients adressés aux urgences

2.1. Nombre de patients adressés aux urgences par semaine

Lors des 7 derniers jours, nous pouvons remarquer que la plupart des médecins ont envoyé au moins un patient aux urgences. Cependant, 36,8% n'ont envoyé aucun patient aux urgences, ce qui n'est pas négligeable. En effet, les médecins généralistes reçoivent 12% de consultations non programmées, considérées urgentes par les patients et ils adressent aux urgences, seulement 5% de ces patients.[17] Par conséquent, les patients envoyés aux urgences représentent un très faible pourcentage de l'activité du médecin généraliste.

2.2. Patients adressés aux urgences lors des 30 derniers jours

2.2.1. Généralités

Près de 9 médecins généralistes sur 10 ont envoyé un patient aux urgences au cours du dernier mois. Cependant, les remplaçants envoient moins aux urgences que les médecins installés. Nous pouvons expliquer cette différence par le fait que le patient peut avoir tendance à aller aux urgences sans consulter le médecin remplaçant qu'il ne connaît pas. Le médecin remplaçant étant plus jeune, on peut émettre l'hypothèse qu'il a des connaissances théoriques plus récentes, une meilleure connaissance des réseaux de prise en charge ambulatoire que le médecin installé, dès lors qu'il vient de quitter le monde hospitalier suite à sa formation. Par ailleurs, l'étude montre que les remplaçants réalisent moins d'actes, ce qui pourrait leur donner plus de temps lors des consultations pour gérer l'urgence en ambulatoire. Il faudrait poursuivre l'enquête par un cas clinique précis (par exemple, la douleur abdominale) et étudier les différentes prises en charges par les médecins installés et les médecins remplaçants.

2.2.2. En fonction des caractéristiques du médecin généraliste

2.2.2.1. Caractéristiques non significatives

Notre étude ne montre pas de différence significative concernant l'envoi aux urgences lors des 30 derniers jours selon le département d'installation du médecin, le nombre d'années d'exercice du médecin, la participation à une FMC, la présence d'une maison médicale multidisciplinaire, la distance entre le cabinet médical et le laboratoire de biologie d'une part, et le cabinet de radiologie d'autre part.

Comme notre étude, une étude de 2004 ne montre pas de différence significative concernant l'envoi aux urgences lors des 30 derniers jours selon l'âge, le sexe, la zone d'exercice, le mode d'exercice (seul ou associé) du médecin généraliste.[8]

2.2.2.2. Caractéristiques significatives

Dans notre étude, nous constatons plusieurs différences significatives concernant l'envoi de patients aux urgences lors des 30 derniers jours selon certaines caractéristiques des médecins généralistes :

- médecins installés/remplaçants : les médecins remplaçants envoient moins aux urgences que les autres. Les patients auraient peut être tendance à aller directement aux urgences sans contact médical si le médecin n'est que remplaçant.

- médecins généralistes effectuant moins de 100 actes hebdomadaires : les médecins généralistes qui adressent des patients aux urgences effectuent plus d'actes que les médecins généralistes qui n'adressent pas de patient aux urgences. Nous pouvons faire l'hypothèse que les médecins généralistes voyant moins de patients ont par conséquent, moins de cas d'urgences que les autres ou qu'ils prennent plus le temps avec le patient d'où moins d'envois aux urgences.

- distance entre le cabinet médical et le CHU < 30 km ainsi que les CH de proximité < 10 km : les médecins généralistes situés à plus de 10 km du CH de proximité et/ou à plus de 31 km du CHU ont tendance à adresser les patients aux urgences plus que les autres médecins.

Selon un article de la Revue du Praticien, parmi les explications qui incitent les patients à aller spontanément aux urgences, on retrouve à 49%, en seconde position, le fait que le domicile soit à proximité des urgences.[22]

D'après une thèse précitée, les patients adressés aux urgences viennent de plus loin (en majorité 25 à 50 km) que les patients venant spontanément.[4] Par conséquent, l'éloignement des urgences joue un rôle dans la consultation d'un médecin au préalable à toute consultation en services d'urgences alors que la proximité semble être un facteur de venue spontanée dans un service d'urgences. L'Union professionnelle d'Ile de France en 1996 a constaté que 40% des patients vivant dans un village de moins de 5 000 habitants font appel, en cas d'urgence, à leur médecin généraliste contre 20% des patients vivant dans une ville de plus de 50 000 habitants. [33]

2.2.3. Période de consultation du dernier patient

2.2.3.1. Mode de consultation

Selon notre étude, la plupart des patients sont envoyés aux urgences au cours de la semaine et en fonction du mode de consultation, les répartitions sont similaires que l'on soit médecin installé ou remplaçant.

Une étude de 2004 montre que l'orientation vers les structures d'urgences lors des appels téléphoniques reçus par le médecin généraliste n'était envisagée que pour les urgences traumatiques et ne concernait que 16 % des médecins interrogés pour les traumatismes de cheville, 28% pour les plaies et aucun pour des douleurs oro-pharyngées, de la fièvre, des douleurs abdominales et/ou une urgence médico-psycho-sociale.[8] Dans notre étude, nous retrouvons principalement des diagnostics multiples de médecine (80%) et peu de chirurgie (20%). Pour des soins chirurgicaux (suture, plâtre, strapping), les patients ont tendance à aller aux urgences sans contact médical car ils pensent que le médecin généraliste ne pourra pas les prendre en charge et les redirigera vers des urgences hospitalières.

Nous retrouvons des proportions dans le même sens mais moindre que dans une étude de 2001 où le nombre de patients adressé est plus important en semaine (42,8%) que le week-end (30,5%).[4] On peut émettre l'hypothèse que le week-end, les patients sont vus par le médecin de garde ; or, ce dernier est rarement le médecin traitant du patient. Nous avons vu qu'un médecin remplaçant adressait moins de patients aux urgences que les médecins traitants, car le patient allait certainement directement aux urgences sans contact médical. Nous pouvons être dans la même situation avec le médecin de garde.

Notre étude ne peut pas déterminer si le médecin généraliste envoie des patients aux urgences plus un jour déterminé de la semaine qu'un autre. Une prochaine étude pourrait le déterminer.

2.2.3.2. Heure de consultation

Selon notre étude, les médecins généralistes situés à moins de 30 km du CH de proximité adressent leurs patients majoritairement entre 8h et 13 h alors que ceux situés à plus de 30 km du CH de proximité les adressent majoritairement entre 17h et 21h. 49,5% des patients adressés aux urgences le sont par les médecins généralistes en matinée. Or, notre étude ne peut déterminer à quel moment le patient est allé aux urgences. Logiquement, les urgences devraient recevoir autant de patients adressés par le médecin généraliste le matin d'une part, en courant d'après-midi et en soirée d'autre part. Cette différence d'horaire peut correspondre à une différence d'organisation du temps de travail des médecins généralistes. Le créneau horaire creux des médecins généralistes est souvent 13h-16h. Selon la thèse de Julie Godement, 91% des patients adressés par un médecin généraliste consultent entre 8h et 20h aux urgences.[15] Cela qui correspond à la période d'ouverture des cabinets médicaux en dehors de la permanence des soins.

2.2.4. Médecin traitant ou non du patient

Le patient consulte en priorité son médecin traitant et cette attitude est peut être due au parcours de soin, ce qui serait une bonne chose. En étudiant la variable médecin traitant (Oui/Non) et le mode de consultation du patient (appel téléphonique, en semaine, week-end ou garde), on constate que le patient consulte un autre médecin que son médecin traitant majoritairement le week-end et en horaires de garde (58,3%). Sinon, le médecin traitant est consulté en priorité en semaine au cabinet médical ou par appel téléphonique (respectivement 89,8% et 95,2%).

Le médecin traitant est majoritairement consulté quelque soit son âge et le nombre d'années d'exercice.

Le médecin traitant est consulté en majorité entre 8h et 13h tandis qu'un médecin qui n'est pas le médecin traitant est consulté en majorité entre 13h et 17h.

Il serait intéressant de connaître la répartition par âge des consultants au cabinet du médecin généraliste en fonction de la période de consultation. On peut supposer que les consultations du matin concernent plus les personnes âgées et les demandes urgentes (symptômes datant de la veille ou de la nuit).

3. <u>Motifs de recours aux urgences du dernier patient lors des 30 derniers jours</u>

3.1. Hypothèses diagnostiques

3.1.1. Généralités

Selon la thèse d'Hélène Bonnet, 36% des patients sont adressés car le médecin traitant estime que l'état est trop grave pour une prise en charge en ambulatoire.[4]

D'après M. Gouyon, après consultations aux d'urgences, les hospitalisations immédiates concernent majoritairement les personnes âgées avec principalement des problèmes traumatiques ou psychiques (1,3 fois plus fréquent que les autres motifs).[16]

Selon la thèse de Laurent Lagrange, les médecins généralistes hospitalisent en urgence pour des raisons variées. Lorsque la pathologie est grave et aiguë, voire engage le pronostic vital, l'hospitalisation ne pose pas de difficulté particulière et l'appel au SAMU règle la prise en charge ; médecins généralistes et médecins urgentistes sont en accord sur la notion d'urgence et la décision à prendre. Les autres raisons invoquées dans son enquête mais retrouvées aussi dans la littérature, sont le doute du diagnostic et l'accès rapide à un plateau technique.[23] L'aide au diagnostic et à la décision peut être très utile aux médecins généralistes pour permettre de trouver des alternatives à l'hospitalisation. Une réelle coopération interprofessionnelle est ici particulièrement utile. Les généralistes demandent également une hospitalisation pour des patients présentant des pathologies où sont intriqués des aspects médicaux et sociaux, ainsi que lorsque le maintien à domicile devient problématique du fait d'une pathologie aiguë intercurrente. C'est dans ces situations, lorsque la notion d'urgence prend un sens différent de l'urgence vitale que les difficultés à hospitaliser sont les plus importantes. Enfin, optant pour le principe de précaution, le médecin choisit une structure de soins adaptée à une surveillance pluriquotidienne, ou permettant une intervention médicale rapide en cas d'aggravation brutale de la pathologie.

3.1.2. Hypothèses chirurgicales / médicales

Que ce soit pour des pathologies médicales ou chirurgicales, les patients consultent majoritairement le matin.

Selon la DREES, les médecins traitants envoient leurs patients aux urgences pour des problèmes somatiques d'origine médicale non traumatique dans la proportion de 75%, 12% pour la traumatologie, 7% pour des troubles psychologiques et 1% pour des actes de petites chirurgie, d'immobilisation et de réanimation.[17] Dans notre échantillon, les médecins ont adressé dans la semaine en moyenne de 0,17 à 0,85% de leurs patients aux urgences et la DREES évalue ce pourcentage à 0,6%.[17]

Un biais de recrutement est possible lors des regroupements de diagnostics.

3.1.3. Répartition selon les spécialités

Plusieurs thèses constatent des résultats différents à propos des motifs de recours aux urgences selon les spécialités médicales et chirurgicales ; en effet, de nombreux paramètres entrent en jeu (âge de la patientèle du médecin, zone d'exercice du médecin, distance entre le cabinet médical et les structures de soins, mentalités des populations…).[21,31]

111

Dans notre étude, le premier motif de recours concerne les urgences cardiologiques quelle que soit la zone d'exercice, confirmé par la thèse d'Agnès Jacquet.[21] Par contre, la thèse de Philippe Rossat, qui a été réalisée en milieu rural, montre que les urgences cardiologiques constituent le deuxième motif de recours aux urgences, derrière les urgences traumatologiques.[31] En effet, selon notre étude, les urgences traumatologiques sont au troisième rang après la cardiologie et la chirurgie viscérale pour les médecins généralistes installés en milieu rural alors qu'elles sont situées au sixième rang pour les médecins généralistes en milieu urbain. Nous remarquons qu'il n'y a aucun motif ophtalmologique.

La population urbaine, proche des structures hospitalières a tendance à aller directement dans un centre hospitalier alors que la population rurale préfère avoir l'avis de son médecin généraliste avant d'aller aux urgences pour les motifs traumatologiques, peut-être en espérant éviter de se rendre à l'hôpital parfois éloigné.

3.2. Types de recours aux urgences

3.2.1. Types d'urgences

3.2.1.1. Besoin d'une hospitalisation

Parmi les patients envoyés aux urgences au cours des 30 derniers jours, 37,1% le sont pour un besoin d'hospitalisation sans urgence vitale, fonctionnelle ou douleur. Or, ce motif ne devrait pas être géré par les services des urgences et les patients devraient entrer directement dans le service correspondant. Selon l'expérience de nombreux médecins de Haute-Normandie, les services hospitaliers ne sont souvent joignables qu'après une longue attente téléphonique. Après appel téléphonique du médecin traitant à l'urgentiste ou au spécialiste de l'hôpital, ce dernier demande le passage aux urgences afin que le malade puisse bénéficier d'une nouvelle évaluation médicale ainsi que d'examens paramédicaux permettant de préciser l'hypothèse diagnostique. Cette nouvelle évaluation peut rendre le malade inéligible pour une admission secondaire dans le service de spécialité initialement prévu. Pour les services hospitaliers, il est difficile de pouvoir réorienter un patient dans un autre service après une hospitalisation directe. En conséquence, le médecin généraliste peut diriger directement son patient vers un service d'urgence, se doutant que ce cursus lui sera certainement imposé. Or, ces envois aux urgences correspondent le plus souvent à une demande d'hospitalisation justifiée proche de 70%. [32] Devant tous ces inconvénients, le médecin

112

généraliste peut estimer que le passage aux urgences est incontournable ou obligatoire, au vu de l'organisation du monde hospitalier, malgré les conséquences sur la charge de travail du service d'urgences et sur le confort du patient.

Un contact direct médecin de ville / hôpital par l'intermédiaire de téléphones portables pour chaque service est mis en place au CHU de Rouen. Cependant, peu de médecins généralistes ont la connaissance de ces numéros de téléphone. Quand bien même, ils arrivent à obtenir le spécialiste en ligne, la réponse du spécialiste ne permet pas toujours une hospitalisation directe. Les patients consultant majoritairement entre 8h et 13h, les médecins hospitaliers auraient la journée pour trouver une solution. Devant plusieurs refus, un médecin généraliste peut difficilement refaire les mêmes démarches qui n'aboutiront malheureusement pas.

Les patients adressés aux urgences pour un motif médical ont majoritairement besoin d'une hospitalisation, alors que les patients adressés pour un motif chirurgical ont moins souvent besoin d'une hospitalisation selon les médecins généralistes. En effet, 48,4% des patients avec une orientation diagnostique chirurgicale ont été adressés pour difficultés de moyens contre seulement 39% des patients avec orientation médicale. Or, une fois les difficultés de moyens (avis spécialisé, examens de diagnostics spécifiques, immobilisation, suture et rentabilité) résolus, l'hospitalisation peut être évitée

Nous remarquons que 53,5% des patients sont adressés aux urgences pour, au minimum, un besoin d'hospitalisation. Parmi ces patients, 42,6% ont aussi besoin d'un avis spécialisé et 10,2% sont des personnes âgées sans proche à domicile; ces derniers pouvant s'apparenter à des maintiens à domicile difficiles. Les patients adressés aux urgences ont la plupart du temps plusieurs motifs de recours qui paraissent être difficiles à gérer en ambulatoire.

Si le patient n'a pas de proche à domicile, il a un plus grand risque d'être hospitalisé, il en est de même pour la personne handicapée. En effet, pendant une pathologie aigue, le maintien à domicile est facilité par la présence d'un proche.

3.2.1.2. Urgence : vitale, fonctionnelle, douleur

Parmi les patients envoyés aux urgences par le médecin généraliste au cours des 30 derniers jours, 49,8% le sont pour une urgence vitale, fonctionnelle ou douleur. Nous estimons que les services d'urgences doivent assurer en priorité des soins rapides pour les patients dont l'état de santé ne permet pas d'effectuer des soins en ambulatoire. Certaines disciplines comme la cardiologie, conduisent à un recours aux urgences plus fréquemment pour une urgence vitale, fonctionnelle ou douleur. (Par exemple, sur 82 patients adressés pour une urgence cardiologique, 56 représentaient une urgence vitale, fonctionnelle ou douleur tandis que sur 29 patients adressés pour de l'orthopédie, seulement 12 représentaient une urgence vitale, fonctionnelle, douleur). En effet, en général, les pathologies cardiaques engagent plus le pronostic vital que d'autres disciplines médicales ou chirurgicales.

Majoritairement, les demandes d'urgences se résument à une simple consultation aux urgences, 32,3% seulement nécessitant une hospitalisation par la suite. 34,1% des urgences vitales, fonctionnelles et douleurs nécessitent un avis spécialisé. Les urgences vitales, fonctionnelles, douleurs adressées par le médecin généraliste ne sont pas faites dans la majorité des cas sur demande du patient ou de son entourage, ou pour un manque de temps. Le médecin généraliste semble déléguer la prise en charge au moment opportun, pour le bien du patient, quand la pathologie dépasse son domaine de compétence.

3.2.1.3. Non urgent

Seulement, 1,8% des patients envoyés aux urgences par le médecin généraliste au cours des 30 derniers jours, le sont pour un motif non urgent, ce qui est négligeable.

Il existe une compréhension différente de la définition de l'urgence selon les médecins généralistes. En effet, pour une même orientation diagnostique, certains médecins généralistes vont la considérer comme une urgence vitale, fonctionnelle ou douleur et d'autres comme non urgente.

3.2.2. Difficultés de moyens

3.2.2.1. Avis spécialisés

Selon notre étude, 35,9% des patients adressés aux urgences, le sont pour obtenir un avis spécialisé. Parmi eux, pour 63,6% est associé un besoin d'hospitalisation et pour 47,5% une urgence vitale, fonctionnelle ou douleur. D'une part, les spécialistes sont difficilement joignables en ville et certaines spécialités médicales sont plus en pénurie que d'autres. D'autre part, plusieurs motifs de recours associés nécessitent une prise en charge hospitalière.

Selon une thèse de 2001, parmi les patients pouvant être traités en ambulatoire, 48% sont adressés à l'hôpital pour un avis spécialisé. Parmi les demandes d'avis spécialisés, 44% concernent la chirurgie orthopédique, 17% la chirurgie générale, 22% la cardiologie, 4% la neurologie et 13% d'autres spécialités (gynécologie et médecine interne essentiellement).[4] Les entrées directes dans

114

les services permettraient de désengorger les urgences. Notre étude confirme la primauté d'avis de cardiologie. Par contre, il y a plus d'avis de neurologie (17,2%) et moins d'avis de chirurgie viscérale (14,8%) et de chirurgie orthopédique (9,4%). Quel que soit le secteur, les spécialistes sont débordés car sous représentés.

3.2.2.2. Examens de diagnostics spécifiques

Selon notre étude, seulement 4,3 % des patients sont envoyés aux urgences pour effectuer des examens de diagnostics spécifiques non disponibles au cabinet médical, ce qui correspond à 10,3% des envois aux urgences pour manques de moyens. La plupart des médecins qui n'ont pas d'examens de diagnostics spécifiques disponibles dans leur cabinet médical, ont aussi besoin de l'avis d'un spécialiste. Selon le type d'examens de diagnostics spécifiques, des FMC pourraient être organisées pour expliquer l'intérêt et la pratique de certains examens simples, permettant une meilleure autonomie du médecin généraliste.

Les médecins généralistes de l'Eure semblent mieux dotés au cabinet d'examens de diagnostics spécifiques: la ruralité favoriserait-elle leur présence en plus grand nombre ?

3.2.2.3. Immobilisation

Selon notre étude, seulement, 1,8 % des patients sont envoyés aux urgences pour effectuer une immobilisation, ce qui est faible. Ces recours aux urgences ne concernent que des motifs chirurgicaux et uniquement orthopédique. Pour de la traumatologie, les patients ont tendance à se présenter directement aux urgences sans avis médical préalable. Par conséquent, les médecins généralistes font peu appel aux urgences dans ce domaine.

3.2.2.4. Suture

Selon notre étude, seulement 0,9 % des patients sont envoyés aux urgences pour effectuer une suture, ce qui est minime. En effet, le médecin généraliste peut effectuer les petites sutures au cabinet ou bien les patients s'adressent directement dans un centre hospitalier.

Ces recours aux urgences ne concernent que des motifs chirurgicaux. En effet, par définition, une suture est du domaine chirurgical.

3.2.2.5. Rentabilité

Selon notre étude, 0,6 % des motifs de recours aux urgences concernent un manque de rentabilité, ce qui est un chiffre très faible. Les médecins qui ont pris ce facteur en considération sont situés uniquement en zone rurale.

Selon la thèse d'Hélène Bonnet, la tarification des actes d'urgence en médecine générale (plâtre, suture, immobilisation) est dérisoire par rapport au temps passé et au coût du matériel utilisé. Par conséquent, lorsqu'ils peuvent envoyer ces patients vers le S.A.U, les médecins généralistes n'hésitent pas. Après la majoration d'urgence qui était une revalorisation de la visite d'urgence, les pouvoirs publics ont entrepris une réforme de la nomenclature des d'actes d'urgence en ville. Une revalorisation des actes d'urgence en cabinet médical est en cours ; elle concernera les actes de petite chirurgie et les gestes d'urgence vitale.[4]

3.2.3. Problèmes sociaux

Selon une thèse du Gers, parmi les patients pouvant être traités en ambulatoire, 5% sont adressés aux urgences juste avant un placement, 21% car l'entourage est incapable d'assurer la surveillance, 21% pour un répit de l'entourage et 25% car le patient vit seul.[4]

3.2.3.1. Personne âgée à domicile sans proche

Selon notre étude, 42,3 % des motifs de recours pour des problèmes sociaux concernent une personne âgée à domicile sans proche et représentent seulement 6,7 % de l'ensemble des motifs de recours aux urgences. Parmi les patients âgés adressés aux urgences sans proche à domicile, 27% ont aussi des aides insuffisantes.

Selon une thèse de 2001, 20% des patients sont adressés aux urgences pour cause d'isolement car ils vivent dans des locaux inadaptés, en pleine campagne avec une famille trop éloignée pour la prise en charge.[4] Très peu de générations vivent sous le même toit comme il y a 50 ans où les jeunes prenaient en charge les plus âgés.

3.2.3.2. Aide à domicile insuffisante

Selon notre étude, 28,7 % des motifs de recours aux urgences pour des problèmes sociaux concernent une aide à domicile insuffisance et représentent seulement 4,5 % de l'ensemble des motifs de recours aux urgences. Beaucoup de personnes notamment âgées refusent longtemps les aides ou leur augmentation. Or, l'augmentation des aides à domicile dans l'urgence est très souvent difficile. L'accueil dans une structure hospitalière est une solution temporaire pour ne pas mettre en danger le patient.

3.2.3.3. Demande du patient ou de son entourage

Selon notre étude, 26,9 % des motifs de recours aux urgences pour des problèmes sociaux concernent une demande du patient ou de son entourage et représentent seulement 4,3 % de l'ensemble des motifs de recours aux urgences.

Selon la thèse d'Agnès Jacquet, les médecins généralistes ont adressé leur patient sur demande (du patient ou de son entourage) pour 54,6%. Les médecins installés depuis moins de 10 ans cèdent moins à cette demande (15,8%) que ceux installés depuis plus de 10 ans (84,2%). L'explication donnée est que la longévité de la relation médecin-malade fausserait l'objectivité du médecin et que la vulgarisation médicale permet une meilleure information du patient. [21]

3.2.3.4. Tierce personne dépassée par la charge de travail

Selon notre étude, 19,2 % des motifs de recours aux urgences pour des problèmes sociaux concernent une tierce personne dépassée par la charge de travail et représentent seulement 3 % de l'ensemble des motifs de recours aux urgences.

Dans le Gers, 20% des patients sont adressés car la famille n'arrive plus à gérer la situation et a besoin de souffler.[4] Les familles culpabilisent lorsqu'elles ne gardent pas leur proche à domicile et malgré l'insistance du médecin pour l'ébauche de solution, la situation devient ingérable et rien n'a été prévu. L'anticipation de cet épuisement passe par le médecin généraliste qui redonne et rabâche une information claire et intelligible aux familles sur les différentes prises en charges qui existent mais ce rôle est très difficile.

3.2.3.5. Personne handicapée / invalide à domicile

Selon notre étude, 17,3 % des motifs de recours aux urgences pour des problèmes sociaux concernent une personne handicapé/invalide à domicile et représentent seulement 2,7% de l'ensemble des motifs de recours aux urgences.

La plupart des personnes handicapées adressées aux urgences ont besoin d'un avis spécialisé et d'une hospitalisation. Comme pour les personnes âgées sans proche, le retour à la maison peut être difficile sans l'aide d'une présence humaine toute la journée.

3.2.3.6. Difficultés financières

Selon notre étude, 3,8 % des motifs de recours aux urgences pour des problèmes sociaux concernent les difficultés financières et représentent seulement 0,6 % de l'ensemble des motifs de recours aux urgences, ce qui est négligeable.

3.2.4. Plateaux techniques de proximité

Selon la thèse d'Agnès Jacquet, 45,4% des médecins généralistes ont adressé leur patient aux urgences pour un plateau technique de proximité insuffisant Ils étaient à la recherche d'un plateau technique plus performant nécessitant la plupart du temps une hospitalisation par la suite. [21]

Selon la thèse d'Hélène Bonnet, parmi les patients qui auraient pu être traités en ambulatoire, 46% ont été adressés aux urgences pour cause de plateau technique non disponible. [4]

Notre étude ne montre de pas de critères de déficit de plateau technique de manière significative puisque qu'ils sont en majorité à moins de 10 km du cabinet médical. Cependant, le plateau technique des urgences est plus important et plus confortable pour les médecins.

3.2.4.1. Délais d'obtention tardifs

Selon notre étude, la plupart des motifs de recours suite à des difficultés de radiologie ou de biologie concernent les délais d'obtention des examens complémentaires. Cela représente moins de 10% de l'ensemble des recours aux urgences. Les laboratoires de biologie et les cabinets de radiologie prennent rarement sans rendez-vous car ils ont déjà un emploi du temps chargé. Cependant, l'obtention de ces examens en ambulatoire permettraient d'éviter certains passage aux urgences.

3.2.4.2. Plateaux techniques éloignés

Selon notre étude, ce motif de recours concerne moins de 2% de l'ensemble des patients adressés aux urgences. En effet, la plupart des médecins généralistes ont un plateau technique avec laboratoire de biologie et cabinet de radiologie à moins de 10 km de leur cabinet médical.

3.2.5. Structures d'accueil

Selon la SFMU, les services hospitaliers généralistes ont peu à peu disparu des grands hôpitaux, remplacés par des services spécialisés.[32]

3.2.5.1. Hospitalisation directe

Selon notre étude, une absence de place en hospitalisation directe représente 4 % des motifs de recours aux urgences, ce qui est un pourcentage à prendre en compte.

En France, en 2000, 474 470 lits d'hospitalisation étaient disponibles alors qu'en 2007, ils n'en restaient que 437 538,[18] soit une diminution de 7,8% en 7 ans alors que la population est vieillissante et a besoin de plus en plus de soins médicaux.

Selon la SFMU, 10% des patients adressés aux urgences par le médecin traitant, souvent âgés auraient pu être admis directement dans un service, sans préjudice pour leur prise en charge. [32]

Selon le rapport d'information, Annie Podeur déclare « que le niveau d'admission directe doit reposer sur une meilleure articulation ville-hôpital ». Michel Rosenblatt (CFDT santé) déclare pour sa part, qu' « il faudrait favoriser l'admission directe dans les services d'hospitalisation (...) pour éviter un détour par les urgences qui engendre des délais et des coûts supplémentaires ». De même, M. Michel Colombier, représentant de la CSMF, estime qu'une telle organisation est aberrante et « ne peut qu'engorger les urgences, sans compter qu'une fois aux urgences, le malade est très souvent renvoyé chez lui, faute de lit ou de soins de suite. Il rappelle qu' « il y a 25 ans encore, les médecins traitants étaient en relation avec des professeurs, des internes, des chefs de clinique, et savaient où orienter leurs patients ». [10]

Selon la thèse de Lagrange Laurent, l'admission dans un service hospitalier conventionnel nécessite que la pathologie soit identifiée, stable, et que le patient soit généralement connu du service, ou que le médecin prescripteur connaisse et entretienne des relations privilégiées avec le service ou ses praticiens. [23] L'absence d'identification d'un interlocuteur hospitalier suffit pour écarter cette voie d'accès.

Certains médecins essayent de différer le transfert de leur patient, pour permettre une hospitalisation programmée avec un accueil plus individualisé, lorsque les conditions d'hospitalisation en urgences sont jugées défavorables au patient. Cependant ce choix, qui reste au prix d'un effort de disponibilité, de communication avec l'entourage et d'un engagement de la responsabilité, n'est pas toujours facile à assumer.

3.2.5.2. Conseillées par le spécialiste

Selon notre étude, 1,8 % des motifs de recours aux urgences a été conseillé par un spécialiste, ce qui est un chiffre très faible.

Pour le médecin généraliste, le passage aux urgences proposé par le spécialiste a débouché sur une hospitalisation car en hospitalisation directe, il n'y avait pas de place dans 50% des cas. Il s'agit d'un passage intermédiaire participant à l'engorgement des services d'urgences. La situation est la même que lors d'une demande d'hospitalisation par le médecin généraliste en entrée directe (cf chap.4.2.1.2).

Selon le rapport d'information, d'après M. Patrick Goldstein, il n'est pas normal qu'un médecin généraliste, ayant besoin très rapidement d'un avis de spécialiste (souvent en pneumologie ou en neurologie) soit obligé de passer par les urgences. Il considère que « les urgences doivent rester les urgences et ne pas être un biais de consultation ou d'hospitalisation (…) des malades non urgents, c'est-à-dire qui ne sont pas en situation de détresse (et) ont parfois besoin d'un avis spécialisé qui pourrait être donné au sein des services ».[10]

3.2.5.3. HAD, moyen séjour, long séjour

Selon notre étude, une demande non satisfaite en HAD, moyen séjour ou long séjour représente 0,9 % des motifs de recours aux urgences, ce qui est un chiffre très faible.

Tous les patients n'ayant pas de structure d'accueil en HAD, moyen ou long séjour ont besoin d'une hospitalisation et de l'avis d'un spécialiste.

Dans le Gers, 20% des patients sont adressés pour isolement car ils vivent dans des locaux inadaptés, en pleine campagne avec une famille trop éloignée pour la prise en charge.[4] Il peut s'agir de couples (plus de 75 ans) qui ne veulent pas quitter leur maison et qui n'ont pas les moyens d'adapter leur maison et/ou de prendre quelqu'un pour les aider. Ils ne veulent « surtout pas entendre parler de maison de retraite ». Une entente préalable étant nécessaire, il est impossible de trouver une place en milieu spécialisé, d'où la nécessité de passer par le service d'urgences.

3.2.6. Difficultés de temps

Le temps est un motif de recours aux urgences pour seulement 2,7 % des médecins généraliste, ce qui est très faible. Le motif de non rentabilité a toujours été associé à un manque de temps. Cependant, les médecins généralistes de l'Eure adressent plus souvent leurs patients aux urgences pour un manque de temps que ceux de la Seine Maritime. La densité médicale étant moindre dans l'Eure que dans la Seine-Maritime, les médecins généralistes de l'Eure peuvent, peut-être, moins se permettre de passer beaucoup de temps avec leurs patients.

4. Perspectives pour diminuer le recours aux urgences par le médecin généraliste

Au CHU de Rouen, une ligne téléphonique a été mise en place pour les médecins généralistes, leur permettant d'être en relation avec le spécialiste par téléphone. Cette liste est peu connue de la part des médecins généralistes et l'interlocuteur n'est pas toujours apte à répondre au médecin généraliste. Pourtant, ce moyen très intéressant peut être développé.

Selon Hélène Bonnet, un concept de maison médicale a été mis en place à Roubaix avec un plateau technique suffisant pour traiter des pathologies nécessitant des examens complémentaires standards, avec une rémunération attractive pour les médecins et des horaires d'ouverture plus larges. [4]

Le nombre de maisons médicales dans notre région Haute-Normande et leur équipement ainsi que le panel de spécialistes installés dans ces structures sont encore très insuffisants. Par exemple, à Bolbec, la maison médicale ne comprend que 6 médecins généralistes, 1 radiologue, 1 infirmière diplômée d'état, 1 rhumatologue et 1 gastro-entérologue.

La circulaire du 16 avril 2003 du Ministère de la Santé suggérait d'élaborer un programme d'action, en vue de mobiliser les différents établissements de santé dans la prise en charge en aval des urgences en court, moyen et long séjours. [9] Une augmentation de la capacité d'accueil en moyen et long séjours pour les personnes âgées dépendantes et poly pathologiques est indispensable.

Dans son rapport d'information, M. Patrick Goldstein recommande de définir au sein des hôpitaux « des plages de consultations programmées » dans un certain nombre de services de spécialités, accessibles sans détour par les urgences : « il faudrait que les spécialistes acceptent de répondre, par le biais d'une espèce de hotline, à leurs confrères généralistes ». Un tel système permettrait trois degrés d'intervention du spécialiste : simple conseil, organisation d'une consultation spécialisée pour le patient, hospitalisation directe, « sans passer par les urgences ».[10] A cette organisation idéale s'oppose l'obstacle de faible densité médicale de nombreuses spécialités. Une expérience de consultation d'urgence de rhumatologie a été mise en place au centre hospitalier du Havre, avec un numéro de téléphone dédié, mais elle n'a pu fonctionner que le temps où 2 assistantes spécialistes étaient présentes dans le service pour assurer ces permanences , soit 1 an, les rhumatologues n'étant que 2 pour assurer tout le reste de l'activité du centre hospitalier au Havre au lieu de 8.

5. <u>Forces et limites de l'étude</u>

Cette étude a souhaité être exhaustive en interrogeant tous les médecins généralistes exerçant la médecine générale en libéral dans la région Haute-Normande. Malheureusement, certains médecins n'ont pas toujours le temps de répondre aux enquêtes en raison d'un emploi du temps surchargé, certains préfèrent ne pas donner leur adresse mail pensant avoir affaire à un visiteur médical ou à un publicitaire tandis que d'autres n'ont pas accès à internet tout simplement. Ce biais de sélection est obligatoire. Cependant, le questionnaire a pu être transmis à 36% des médecins généralistes exerçant la médecine générale en libéral et nous avons obtenu les réponses de 26% de l'ensemble de ces médecins.

Le deuxième biais relève de la méthodologie. Nous nous sommes intéressés au nombre de patients adressés aux urgences au cours des 7 derniers jours précédant la réponse au questionnaire et aux motivations de recours aux urgences pour le dernier patient adressé aux urgences au cours des 30 derniers jours précédant la réponse au questionnaire. Les motifs de recours aux urgences sont différents pour chaque patient. Cette étude sur le nombre de patients adressés aux urgences au cours de la dernière semaine et le dernier patient adressé au cours du dernier mois ne permet pas d'identifier, de manière significative, une ou des caractéristiques des médecins généralistes qui auraient tendance à adresser aux urgences plus de patients que les autres. Le recueil de tous les cas sur un mois aurait été plus représentatif mais il nous est apparu trop fastidieux pour le médecin généraliste et notre taux de réponse aurait été moindre.

Enfin, notre étude concerne un fragment de l'activité du médecin généraliste et de l'activité des urgences. En effet, d'après le carré de White, sur 1 000 personnes exposées à un problème de santé, 250 iront consulter un médecin et seulement une personne sera hospitalisée.[5]

CONCLUSION

Cette étude a permis de mettre en évidence les motivations de recours aux urgences des médecins généralistes de Haute-Normandie et de déterminer les caractéristiques de ces médecins.

Les médecins généralistes ont recours aux services d'urgences principalement pour un besoin d'hospitalisation (53,4%), pour une urgence vitale, fonctionnelle ou douleur (49,8%) et pour un avis spécialisé (35,9%). Beaucoup de passages aux urgences pourraient être évités mais les soins et avis en ambulatoire sont parfois difficiles à obtenir rapidement par le médecin généraliste. De même, les prises en charge hospitalières directes pourraient être facilitées par une meilleure organisation hospitalière. Enfin, les familles de personnes âgées et les personnes âgées elles-mêmes ont des difficultés à accepter de l'aide avant qu'il ne soit trop tard malgré les conseils du médecin généraliste. Dans les phases aigues, le passage aux urgences avant une hospitalisation est malheureusement nécessaire car ces hospitalisations sont longues et peu de services les acceptent en direct.

Les médecins généralistes qui adressent le moins de patients aux urgences sont les médecins remplaçants, les médecins qui font moins de 100 actes par semaine et ceux qui sont situés à moins de 10 km d'un CH de proximité et à moins de 30 km du CHU. Les médecins effectuant moins de 100 actes hebdomadaires ont peut être plus de temps pour prendre en charge leurs patients. Il faut prendre en compte que les patients proches des structures hospitalières ont tendance à s'y rendre sans contact médical préalable.

Le développement des communications par internet et notamment la télémédecine pourrait montrer au spécialiste la situation clinique en temps réel et lui permettre de proposer la meilleure solution.

BIBLIOGRAPHIE

[1] ARH.
Schéma régional d'organisation sanitaire volet. Prise en charge des urgences et articulation avec la permanence des soins, approuvé le 15 octobre 2009, publié le 4 novembre 2009.

[2] Arrêté du 6 avril 2007 modifiant l'arrêté du 30 juin 2004 portant règlement de qualification des médecins (J.O. 18 avril 2007).

[3] BAUBEAU D, CARRASCO V.
Motifs et trajectoires de recours aux urgences hospitalières.
DREES Etudes et résultats 2003; 215.

[4] BONNET H.
Urgences ressenties : analyse des motivations du recours croissant au secteur hospitalier. L'augmentation régulière et constante de la fréquentation du S.A.U. d'Auch (Gers) depuis 10 ans, est-elle du à l'absence ou à l'insuffisance d'implication des médecins généralistes dans la réponse à l'urgence.
Th. D: Médecine: Toulouse III: 2001; 42.

[5] BUDOWSKI M, GAY B.
Comment former les futures généralistes ? De la difficulté pour les généralistes de nombreux pays à enseigner dans les écoles ou les facultés de médecine.
Exercer 2005; 75:142-144.

[6] CARRASCO V.
L'activité des services d'urgences en 2004.
DREES Etudes et résultats 2006; 524.

[7] CARRASCO V, BAUBEAU D.
Les usagers des urgences. Premiers résultats d'une enquête nationale.
DREES Etudes et résultats 2003; 212.

[8] CAYLA F, BENMOUSSA-OUMANSOUR L.
Les urgences médico-chirurgicales « non vitales » : la place du médecin généraliste. Janvier 2004.
http://www.orsmip.org/tlc/documents/generalistesurgences.pdf, consulté le 15 mars 2010.

[9] Circulaire n° 195/DHOS/01/2003/ du 16 avril 2003 relative à la prise en charge des urgences.
Ministère de la sante, de la famille et des personnes handicapées.

[10] COLOMBIER G.
Rapport d'information déposé par le Délégation des affaires culturelles, familiales et sociales sur la prise en charge des urgences médicales.
Paris : Assemblée nationale ; n° 3672, 2007.

[11] Conseil national de l'ordre des médecins.
Atlas de la démographie médicale en France. Situation au 1er janvier 2009.

[12] Décret n°2005-328 du 7 avril 2005 relatif aux modalités d'organisation de la permanence des soins et aux conditions de participation des médecins à cette permanence (J.O. 8 avril 2005).

[13] GENTILLE S, DURAND A.C, BONGIOVANNI I. et al.
Les consultants des services d'urgences relevant de la médecine générale-Analyse de nouveaux comportements de santé. 6ème journée médicales et 4ème journée infirmière Collège PACA de médecine d'urgence, Mars 2007.
http://www.copacamu.org/IMG/pdf/GENTILE_PreI_sentation_-
_Analyse_du_comportement_des_usagers_des_urgences_pour_des_soins_non_urgents_ReI_sultats
_de_la_reI_gion_PACA.pdf, consulté le 30 juin 2010.

[14] GéoPopulation. Classement des départements – Population.
http://www.geopopulation.com/france/departements/classement-departements-population/,
consulté le 10 février 2010.

[15] GODEMENT J.
Evaluation du recours au service d'accueil des urgences par les médecins généralistes de ville et par les consultants spontanés.
Th. D: Médecine: Paris VI: 2008; 33.

[16] GOUYON M.
Les urgences en médecine générale.
DREES série Statistiques 2006; 94.

[17] GOUYON M, LABARTHE G.
Les recours urgents ou non programmés en médecine générale. Premiers résultats.
DREES Etudes et résultats 2006; 471.

[18] INSEE.
Nombre de lits installés en hospitalisation complète-tableaux de l'Economie Française.
2007.

[19] INSEE.
Recensement de la population à compter du 1er janvier 2010. 27 Eure.
Décembre 2009.

[20] INSEE.
Recensement de la population à compter du 1er janvier 2010. 76 Seine Maritime.
Décembre 2009.

[21] JACQUET A.
Motivations qui conduisent les médecins généralistes à adresser leurs patients au service d'Accueil des Urgences au Centre Hospitalier Général de Châteauroux.
Th. D: Tours: 2002; 5.

[22] LE GOAZIOU M.F.
Qui consulte aux urgences. Enquête auprès de patients consultants dans un service d'accueil et d'urgences.
Rev Prat Med Gen 2001; 15 : 469-473.

[23] LAGRANGE L.
Procédures d'hospitalisation en urgences.
Etude réalisée auprès de vingt-cinq médecins généralistes à partir d'entretiens semi-dirigés. Th. D:
Médecine: Strasbourg I: 2005; 28.

[24] LENOIR F.
Bilan d'activité de l'unité de consultation de médecine générale aux urgences du CHU de Rouen au
cours de l'année 1998.
Th. D: Médecine: Rouen: 2001; 29.

[25] Les urgences médicales : constats et évolution récente.
Rapport de la cour des comptes 2007.

[26] LUCAS J.
L'exercice médical face à la permanence des soins.
Rapport de la commission nationale permanente du Conseil National de l'Ordre des Médecins. 23
juin 2001.

[27] Mission Régionale de Santé de Haute-Normandie.
Rapport d'activité 2005.
http://www.parhtage.sante.fr/re7/hno/doc.nsf/VDoc/2F3B45D9675E9DC3C125717300288E7F/$FI
LE/Rapport%20d'activit%C3%A9%202005.doc, consulté le 24 juillet 2010.

[28] NIEL X, VILAIN A.
Le temps de travail des médecins : l'impact des évolutions sociodémographiques.
DREES Etudes et résultats 2001; 114.

[29] Rapport de la cour des comptes 2007.
Les urgences médicales : Constats et évolution récente.
2007.

[30] RICAN S, SIMON M, CHARRAUD A, SALEM G.
Les médecins généralistes libéraux dans les aires urbaines.
DREES Etudes et résultats 1999; 9.

[31] ROSSAT P.
Problèmes et gestion de l'urgence en médecine générale en milieu rural.
Th. D: Médecine: Limoges: 1995; 102.

[32] SFMU.
L'organisation de l'aval des urgences : états des lieux et propositions.
Mai 2005.

[33] Union Professionnelle des médecins libéraux d'Ile de France.
Les patients et les systèmes de réponse aux urgences : 1996 : 83.
http://www.urml-idf.org/attachement/www/etudes11.html, consulté le 21 février 2010.

[34] Union Régionale des Médecins Libéraux de Rhône-Alpes.
Etude de la féminisation de la profession médicale et de son impact-Approche quantitative et
qualitative. octobre 2003.
http://www.upmlra.org/doc/doc_176_doc.pdf, consulté le 5 mars 2010.

[35] Unions Régionales des Médecins en Exercice Libéral. Livre blanc.
Organisation de la permanence des soins en Médecine Libérale. juillet 2001 : 77.
http://www.upmlra.org/doc/doc_63_doc.pdf , consulté le 10 juillet 2010.

[36] Vie Publique.
L'hôpital face à de nouveaux défis.
http://www.vie-publique.fr/politiques-publiques/politique-hospitaliere/nouveaux-defis-hopital/#La%20démographie%20médicale, consulté le 18 mars 2010.

ANNEXES

QUESTIONNAIRE MEDECIN TRAITANT

NOM : _ _ _ _   PRENOM : _ _ _   VILLE : _ _ _ _

1. Avez-vous adressé un patient aux urgences lors de ces 30 derniers jours ?
                    □ Oui   □ Non
    Si vous cochez « non », rendez-vous directement à la question 5

□□

2. Quand votre patient vous a-t-il consulté ?
En semaine : □ 8h-13h   □ 13h-17h   □ 17h-21h

□ week-end ou garde

3. Etiez-vous le médecin traitant du patient ?
                    □ Oui   □ Non

4. Qu'elle était votre hypothèse diagnostique ? (texte libre)

5. Pour quel(s) motif(s) avez-vous adressé votre dernier patient aux urgences (cocher un ou plusieurs choix) :

URGENCES :
□ Urgences (vitales, fonctionnelles, douleur)
□ Besoin d'une hospitalisation
□ Non urgent

TEMPS :
□ Manque de temps

MOYENS :
□ Je ne fais pas de suture
□ Je ne fais pas d'immobilisation
□ Je n'ai pas d'examens de diagnostic spécifique (BU, strepto test, DEP, Saturomètre, examens ophtalmo avec fluorescéine…)
□ Nécessite un avis spécialisé
□ Rapport temps+matériel nécessaire/ rémunération non rentable

STRUCTURE D'ACCUEIL :
□ Le spécialiste m'a conseillé de l'envoyer aux urgences
□ Pas de place en HAD, moyen séjour, long séjour
□ Pas de place en hospitalisation directe spécialisée

PROBLEMES SOCIAUX :
□ Personne âgées à domicile sans proche
□ Tierce personne dépassée par la charge de travail
□ Personne handicapée/invalide à domicile
□ Aide à domicile insuffisante
□ Demande du patient ou de son entourage
□ Défaut de couverture sociale ou difficultés financières pour l'accès aux soins

BIOLOGIE :
□ Laboratoire trop éloigné
□ Délai d'obtention trop tardif

RADIOLOGIE :
□ Cabinet de radiologie trop éloigné
□ Délai d'obtention trop tardif

AUTRES MOTIFS NON EVOQUES DANS CE QUESTIONNAIRE : (Texte libre)

□□□

Pour mieux vous connaître:

6. Existe-t-il une maison médicale multidisciplinaire proche de votre cabinet ?
　　　　　　　□ Oui　　　　　　　　　　□ Non

7. A quelle distance ces établissements sont-ils respectivement de votre cabinet?

	< 10 km	10-20 km	20-30 km	> 30 km
CHU				
CH de proximité				
Cabinet de radiologie				
Laboratoire d'analyses médicales				

8. Dans quelle zone exercez-vous ?
□ Rurale　　　　　　　　□ Semi-rurale　　　　　　　　□ Urbaine

9. Quel est votre mode d'exercice ?
□ Seul　　　　　□ En groupe　　　　　　　□ Remplaçant

10. Participez-vous à une FMC ?
□ Oui　　　　　　　　　　□ Non

11. Quel âge avez-vous ?
□ < 35 ans　　　□ 36-45 ans　　□ 46-55 ans　　□ 56-65 ans　　□ > 65 ans

12. Depuis combien d'année exercez-vous la médecine générale ?
□ < 5 ans　　　□ 5 à 15 ans　□ 16 à 25 ans　　□ 26 à 35 ans □ 36 à 45 ans　□ > 45 ans

13. Combien faites-vous d'actes par semaine ?
□ < 50　　　　□ 50-100　　　□100-150　　□ 150-200　　□ > 200

14. Combien de patient avez-vous adressé cette semaine aux urgences ?
□ < 5　　　　□ 5-10　　　　□ 10-15　　　□ 15-20　　□ >20

15. Pour les médecins installés, quel est votre sexe :
□ Homme　　　　　　　　　□ Femme

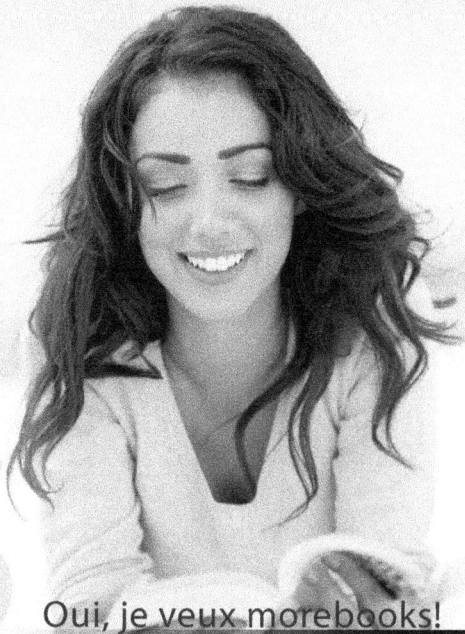